血液系统疾病
临床护理实践

仇立云　著

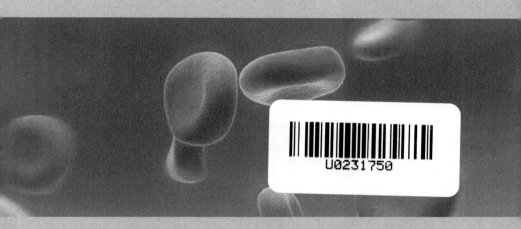

U0231750

吉林科学技术出版社

图书在版编目（CIP）数据

血液系统疾病临床护理实践 / 仇立云著. —— 长春：
吉林科学技术出版社，2018.4（2024.8重印）
ISBN 978-7-5578-3879-9

Ⅰ.①血… Ⅱ.①仇… Ⅲ.①血液病—护理 Ⅳ.
①R473.5

中国版本图书馆CIP数据核字(2018)第075558号

血液系统疾病临床护理实践

出 版 人　李　梁
责任编辑　孟　波　孙　默
装帧设计　韩玉生
开　　本　787mm×1092mm　1/32
字　　数　173千字
印　　张　6
印　　数　1-3000册
版　　次　2019年5月第1版
印　　次　2024年8月第3次印刷

出　　版　吉林出版集团
　　　　　吉林科学技术出版社
发　　行　吉林科学技术出版社
地　　址　长春市人民大街4646号
邮　　编　130021
发行部电话/传真　0431-85635177　85651759　85651628
　　　　　　　　　　　　　　85677817　85600611　85670016
储运部电话　0431-84612872
编辑部电话　0431-85635186
网　　址　www.jlstp.net
印　　刷　三河市天润建兴印务有限公司

书　　号　ISBN 978-7-5578-3879-9
定　　价　42.00元
如有印装质量问题　可寄出版社调换
版权所有　翻印必究　举报电话：0431-85659498

前　言

随着医药卫生体制的改革,护理事业的发展转变为以岗位需求为导向,护理理论与实践相结合,注重护理人员的实践能力。血液系统疾病护理是临床护理中的一个组成部分,护理实践能力是血液系统疾病临床护理中的重点。本书编者结合自己在工作岗位上多年来的临床经验和体会,并参考国内外相关最新文献资料,编写了这本《血液系统疾病临床护理实践》,供临床血液科护理人员参考。

本书不仅对贫血性疾病、出血性疾病、白血病及其他常见血液系统疾病的护理进行了系统的阐述,还就血液系统疾病基础知识,血液系统疾病常用检查及治疗护理、仪器使用技术等方面进行了较为详细的论述。每个疾病分别介绍了其概念、发病机制和临床表现,并按照护理程序进行表达。本书内容侧重于具体可操作的护理实践指导,理论联系实际,增强了本书的实用性和可读性。

本书作者在编写过程中受时间和水平所限,难免有所疏漏之处,请各位读者谅解并批评指正。

目　录

第一章　血液系统疾病基础知识

第一节　血液系统的结构和功能

【血液系统及功能】

血液系统由血液和造血器官组成,包括骨髓、肝、脾、淋巴结以及分散在全身各处的淋巴组织和单核-巨噬细胞系统。

(一)造血干细胞和造血

造血干细胞(HSC)是一种多能干细胞,是各种血细胞(其中大多数是免疫细胞)的起始细胞。人类造血干细胞首先出现在胚胎 9～10 天的中胚层,形成造血位点,以后逐步发育成卵黄囊中的血岛(胚龄第 2～3 周)。胚胎成形后(第 2～3 月)进入胎肝造血期,HSC 主要分布在胎肝。脐带血、胎盘血是胎儿期外周血的一部分,也含有 HSC。在胚胎末期一直到出生后,骨髓成为造血干细胞的主要来源,外周血仅含少量 HSC。

在胚胎和迅速再生的骨髓中,造血干细胞多处于增殖周期之中;而在正常骨髓中,则大部分 HSC 处于静止期(G_0 期),部分进入增殖状态。增殖时自我复制与多向分化之间保持动态平衡。动态平衡的实现,可能与 HSC 不对称分裂或细胞因子调节有关。即干细胞一分为二时,其一个仍保持为干细胞,从而保持身体内干细胞数量相对稳定,这就是干细胞自我更新。而另一个则为早期祖细胞,能进行对称性有丝分裂,进一步增殖分化为各类血细胞。这样,HSC 在体内形成数量和特性稳定的 HSC 池,同时还能分化成各种血细胞。

　　造血干细胞可分化为多能祖细胞及淋巴系祖细胞,多能祖细胞又称集落形成单位(CFU),进一步发育分化为红细胞系、粒细胞系、单核-吞噬细胞系、巨核细胞系。淋巴系祖细胞在胸腺和骨髓内分别培育为T、B淋巴细胞(图 1-1)。

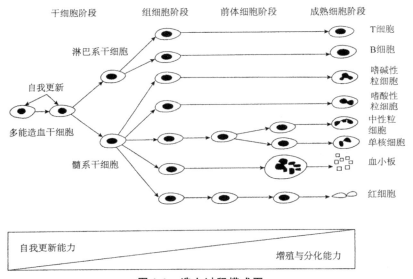

图 1-1　造血过程模式图

　　骨髓基质细胞、细胞因子及细胞外基质组成了造血微环境。基质细胞指骨髓中的网状细胞、内皮细胞、成纤维细胞、巨噬细胞和脂肪细胞。这些细胞产生细胞因子,调节 HSC 的增殖与分化,为 HSC 提供营养和黏附的场所。一般认为分化后期细胞的受体特异性较强,只接受专一的细胞因子作用,如粒系集落刺激因子(G-CSF)促进中性粒细胞分化、成熟。但早期 HSC 上的细胞因子受体特异性较差,为细胞因子竞争受体创造了条件。如临床上大剂量使用红细胞生成素(EPO)时有较多受体与之结合,可使较多的 HSC 向红系分化而造成白细胞减少。细胞外基质指骨髓中胶原、蛋白多糖及糖蛋白。胶原形成支架,构筑造血空间。蛋白多糖黏于细胞表面,选择性结合细胞因子。糖蛋白促进细胞黏附,控制细胞移动。造血干细胞经静脉输入能很快归巢至骨髓,也与其表达各种黏附蛋白有关。

当 HSC 受到致病因素的损害时,造血系统就会发生严重的疾病。一般认为 HSC 受损有关的疾病有再生障碍性贫血、阵发性睡眠性血红蛋白尿、骨髓增生异常综合征、急性非淋巴细胞白血病、骨髓增生性疾病(包括真性红细胞增多症、慢性粒细胞白血病、原发性血小板增多症及骨髓纤维化等)。

(二)淋巴系统

淋巴系统是免疫系统的一部分。该系统由淋巴器官、淋巴管道及淋巴液组成,是一个网状的系统。淋巴器官是以淋巴组织为主的器官,在体内实现免疫功能,故又称免疫器官,包括中枢淋巴器官和周围淋巴器官。中枢淋巴器官,也称初级淋巴器官(如胸腺、骨髓),它们是淋巴细胞早期分化的场所。周围淋巴器官,又称次级淋巴器官,如淋巴结、脾及扁桃体等,接受和容纳由中枢淋巴器官迁来的淋巴细胞,是接受抗原刺激并产生免疫应答的重要场所。无抗原刺激时体积较小,抗原刺激后体积增大,结构发生变化,抗原被清除后又渐恢复原状。血液系统疾病大多会影响到免疫系统,出现抵抗力降低,易感染。

(三)单核-巨噬细胞系统

单核-巨噬细胞系统是由骨髓原单核细胞发展来的细胞之总称,在血中为单核细胞,游走至组织即成为巨噬细胞,又称为组织细胞。单核-巨噬细胞系统包括骨髓内原、幼单核细胞,血液单核细胞;淋巴结、脾和结缔组织的固定和游走巨噬细胞;肺泡巨噬细胞、肝的 kupffer 细胞以及神经系统的小神经胶质细胞等。这些细胞都有共同的结构、活跃的吞噬功能和体外黏附玻璃的能力,细胞膜上有免疫球蛋白和补体的受体。单核-巨噬细胞系统参与免疫过程以及铁、脂肪和蛋白质代谢,并通过清除被激活的凝血因子成为抗凝血系统的重要组成部分。

【血液组成和血细胞生理功能】

血液由血细胞和血浆组成。血细胞约占血液容积的 45%,均为成形细胞,即红细胞、白细胞、血小板,余下血液容积的 55% 为血浆。血浆成分复杂,含有多种蛋白质,凝血及抗凝因子、补体、抗体、酶、电解质、各种激素及营养物质等。血细胞混悬在血浆中,便于在体内流动以执行其功能。

成熟红细胞胞质内充满血红蛋白、无核和细胞器,有利于携运气体,具有结合与输送 O_2 和 CO_2 的功能。

白细胞包括中性、嗜酸性、嗜碱性粒细胞及单核、淋巴细胞。中性粒细胞功能主要是吞噬异物尤其是细菌,是机体抵御入侵细菌的第一道防线。单核细胞也是一种吞噬细胞,其功能是清除死亡或不健康的细胞,以及这些细胞破坏后的产物和微生物及其产物,是机体抵御入侵细菌的第二道防线。嗜酸性粒细胞具有抗过敏、抗寄生虫作用。嗜碱性粒细胞能释放肝素、组胺和过敏性慢反应物质,机体发生过敏反应与这些物质有关。T 淋巴细胞参与细胞免疫;B 淋巴细胞又称抗体形成细胞,受抗原刺激后增殖分化为浆细胞,产生抗体,参与体液免疫。

血小板具有止血功能。

血液中各种有形成分和血浆蛋白的数量或质量(功能)的异常就会发生贫血、发热、感染、出血和血栓栓塞等常见的临床症状、严重者可危及机体各脏器的功能。

【血液系统疾病的分类】

血液系统疾病的分类如下:

1.红细胞疾病　如各类贫血和红细胞增多症等。

2.粒细胞疾病　如粒细胞缺乏症、中性粒细胞分叶功能不全(Pelger-Huet 畸形)、惰性白细胞综合征及类白血病反应等。

3.单核细胞和巨噬细胞疾病　如炎症性组织细胞增多症、恶性组织细胞病等。

4.淋巴细胞和浆细胞疾病　如各类淋巴瘤、急慢性淋巴细胞白血病、多发性骨髓瘤等。

5.造血干细胞疾病　如再生障碍性贫血、阵发性睡眠性血红蛋白尿、骨髓增生异常综合征、骨髓增殖性疾病以及急性非淋巴细胞白血病等。

6.脾功能亢进。

7.出血性及血栓性疾病　如血管性紫癜、血小板减少性紫癜、凝血障碍性疾病、弥散性血管内凝血以及血栓性疾病等。

另外,随着输血技术的飞速发展,当今血液病学除了血液系统疾病外还包括输血医学。

第二节　血液系统疾病一般护理常规

1.病情轻或缓解期病人酌情可进行适当的活动。重症病人,要求绝对卧床休息,保护性隔离病人,限制活动范围在隔离病室中,不能外出。

2.饮食宜营养丰富,易消化、合口味,忌生、冷、硬、油腻和刺激性食物。

3.对病人做到关心和体贴,给予病人及家属心理支持,引导其与医护合作,积极配合治疗和休养。消除可能产生的心理危机,采取防范自残自杀的有效措施。安排轻症病人定时会客,看电视听广播,读书报或进行手工小制作,以充实休养生活。

4.密切观察病情变化,对于病人出现的不适症状应予以重视,及时报告医师并做好交接班。急救物品及药品完好齐全,对于严重病情变化的病人,及时协助医师进行抢救。

5.预防感染

(1)维持环境清洁,调节适宜的温度和湿度,定时开窗通气换气,必要时采用保护性隔离护理,移居单间或空气层流洁净病房,实施全环境保护。

(2)勤洗澡、更换衣被,保持皮肤清洁。长期卧床病人定时翻身,预防压疮。

(3)实施有效的口腔护理,指导轻症病人掌握正确的刷牙方法,用软毛牙刷,含氟牙膏,重症病人或合并口腔疾患时,应给予特殊口腔护理每日 2～3 次。指导病人随时应用漱口液漱口,对口腔出血,溃疡创面或龋齿应对症处理。

(4)指导或协助病人做好会阴部清洁,每日 2 次以 1∶5000 高锰酸钾溶液或温水坐浴,不少于 15 分钟。重症患者每晚行会阴冲洗。保持排便通畅,预防便秘,避免肛裂、痔等合并症继发感染。

(5)饮食注意卫生,不吃生、冷、硬、刺激大、不易消化及不洁的食物;水果去皮,经浸泡消毒后食用。指导病人饭前便后及接触污物后及时洗手,预防消化道感染。

(6)关注气象变化,及时调节病室的温度和湿度。治疗、护理操作时,注意身体保暖,避免受凉感冒而继发呼吸道感染。

(7)嘱病人注意保护五官,运用合理的清洁方法清除分泌物,避免因挖鼻、掏耳或剔牙造成损伤继发感染。需要时可用抗生素滴剂点眼,滴鼻等以预防感染。

(8)接受化疗的病人,特别注意保护静脉,建议选择 CVC 或 PICC 置管,防止化疗药液漏于血管外,一旦发生化疗药液渗漏征象应立即停止输注,更换部位。其局部给予相应的处理措施。防止化学性炎症继发组织坏死感染。

(9)实施各种注射技术应严格遵守无菌操作原则,皮肤消毒要彻底,操作后局部以无菌敷料保护不少于 24 小时。

(10)定时进行室内空气及病人常用器具的细菌培养,监测环境的洁净度。

6.安全防护

(1)病区地面应防滑,走廊、厕所墙壁应安装扶手,带轮子的病床应有固定装置,使用期间固定牢靠。

(2)贫血严重的病人改变体位,如坐起或起立时要缓慢,应由人扶持协助,防止突然体位改变发生晕厥而摔伤。

(3)感觉障碍、神志不清的病人，床位应加床档；躁动不安者可加用约束带，以防坠床摔伤。床边桌不要放置暖水瓶，防止被打翻而烫伤人员。

第三节　血液系统疾病常见症状及护理

一、贫血

指外周血中单位容积内血红蛋白（Hb）浓度、红细胞计数（RBC）和（或）血细胞比容（HCT）低于相同年龄、性别和地区的正常标准（成年男性 Hb＜120g/L，RBC＜4.5×10^{12}/L 和（或）HCT＜42％；女性 Hb＜110g/L，RBC＜4.0×10^{12}/L 和（或）HCT＜37％即可诊断贫血）。

【贫血的分类】

1.根据红细胞形态分类　①大细胞性贫血：巨幼细胞贫血；②正细胞性贫血：再生障碍性贫血、溶血性贫血、急性失血性贫血；③小细胞低色素贫血：缺铁性贫血、珠蛋白生成障碍性贫血。

2.根据血红蛋白含量分类　①轻度贫血：女性 90～110g/L，男性90～120g/L；②中度贫血：60～90g/L；③重度贫血：30～60g/L；④极重度贫血：30g/L 以下。

【常见原因】

1.红细胞生成减少

(1)骨髓干细胞损伤或异常：再生障碍性贫血、骨髓增生异常综合征。

(2)骨髓被异常组织浸润：白血病、骨髓瘤、恶性组织细胞病。

(3)细胞成熟障碍：缺铁性贫血、巨幼细胞贫血。

2.红细胞破坏过多

(1)红细胞内在缺陷：原卟啉病、阵发性睡眠性血红蛋白尿症。

(2)红细胞外因素：脾功能亢进、创伤性心源性、血型不合输血、药物性。

（3）失血：急慢性失血后贫血。

【临床表现】

1.一般表现　疲乏、困倦、软弱无力是最常见和最早出现的症状。皮肤黏膜苍白是贫血的主要体征，可见甲床、口腔黏膜、睑结膜苍白。

2.各系统表现　为头痛、头晕、耳鸣、注意力不集中、易激动、烦躁、嗜睡，严重者可出现晕厥，活动后心悸、气短；可有肢体麻木、感觉障碍；食欲减退、恶心、腹胀；月经失调；皮肤干燥、毛发干枯；异食癖（喜食生米、泥土、沙子）等。

【护理】

1.限制病人活动以减轻组织耗氧量，轻度贫血病人可做适量的活动；重症贫血者必须绝对卧床并注意保暖。

2.应以高热量、高蛋白质、富含维生素和铁的饮食为原则。儿童避免挑食，多进食如肝、肉类、蛋类、新鲜水果、蔬菜等。

3.口服铁剂时宜饭后服用，避免药物与牙齿接触，以防牙齿变黑。注射铁剂时应深部、交替注射，以免发生硬结。

4.因口腔炎进食困难时，应做好口腔护理。

5.实施输血治疗时，注意预防和及时处理各种不良反应和输血并发症，仔细查对严防输血差错。

6.贫血病人多有免疫功能障碍，治疗中常需用免疫抑制药治疗，机体抵抗力下降，必要时给予保护性隔离护理。

二、出血

血液从血管或心脏流至组织间隙、体腔内或体外的现象称为出血，出血是血液病常见的症状之一。出血性疾病有白血病、再生障碍性贫血、血小板减少性紫癜、过敏性紫癜、血友病等。

【常见原因】

1.血管壁的损伤。

2.血小板减少和功能障碍。

3.凝血因子缺乏。

【临床表现】

血液病导致的出血可发生在全身各部,病人可以出现皮肤瘀点、瘀斑、鼻出血、牙龈出血、眼底出血、月经量过多,甚至淋漓不尽。严重者可伴有内脏出血,以消化道及泌尿道出血较常见,也可见肺泡出血危及生命,并发颅内出血可迅速死亡。

【护理】

1.常见的出血有皮肤出血点、瘀斑、牙龈渗血、口腔黏膜血疱、鼻出血、呕血、便血、咯血、尿血、颅内出血等,注意观察各种出血征象,及时报告医师,及早处理。对严重出血,应做好抢救的准备,包括药品、器械及病室环境秩序的管理。

2.对于有出血倾向者应指导减少活动,严重大出血者绝对卧床休息,随时监测脉搏、呼吸、血压、神志等变化,密切注意观察出血部位出血量。

3.指导病人做好自我保护,防止挤压、碰撞等外力损伤,外伤体表出血时立即直接压迫后用加压包扎法,可同时敷止血药。

4.查体或实施诊疗护理操作动作要轻柔,尽量避免肌内注射,以免损伤组织引发出血。必要的有创性诊断、治疗性穿刺后局部加压并延长压迫时间,以防出血。

5.保持病人鼻腔湿润,可用复方薄荷油滴鼻,防止干裂或手挖分泌物干痂而出血。发生鼻出血时,酌情采用简便压鼻止血法或后鼻腔填塞法等技术给予止血处理。

6.已有明显的牙龈出血者暂停用牙刷刷牙,以冷开水或专用漱口液漱口,并以明胶海绵片贴敷渗血处。定时给予特殊口腔护理,清除口内的陈旧血迹,必要时加用 1.5% 过氧化氢漱洗口腔。口唇可涂液状石蜡保持湿润,防止干裂出血。

7.观察皮肤出血点、瘀斑的数量色泽及范围变化。

8.女性病人生殖道出血时,注意会阴部清洁,定时冲洗及更换卫生巾和垫子,防止继发感染。

9.眼底出血的病人可有视力障碍,病人卧床休息,给予生活照顾。

10.随时警惕病人颅内出血的征象,如头痛、呕吐、视物模糊、意识障碍、颈项强直、肢体瘫痪等,立即通知医师,头部给予冷敷并做好抢救的准备。

三、发热

发热是指致热原直接作用于体温调节中枢、体温中枢功能紊乱或各种原因引起的产热过多、散热减少,导致体温升高超过正常范围的情形。正常成年人安静状态下的口腔温度 36.3～37.2℃;肛门内温度 36.5～37.7℃;腋窝温度 36～37℃。临床上当腋温超过 37.4℃ 即诊断发热。发热是一种症状,本身不是疾病。

按体温状况发热分为:低热,37.4～38℃;中等度热,38.1～39℃;高热,39.1～41℃;超高热:41℃ 以上。

【常见原因】

1.白血病、淋巴瘤、恶性组织细胞病等均可有发热症状,上述疾病引起细胞释放细胞因子所致。

2.在疾病的治疗过程中,由于骨髓抑制,导致白细胞降低或出现粒细胞缺乏等,导致细菌、病毒、真菌等感染而发热。

【临床表现】

发热是血液病常见的临床表现之一,多表现为中度热或高热。少数化疗药物可引起低热。

【护理】

1.进食高热量、高维生素、清淡饮食,给予足量的水分,必要时静脉补液,防止出汗过多引起虚脱。

2.注意观察体温变化,体温在 39℃ 以上时,给予温水擦浴、乙醇擦浴(有出血倾向者不主张乙醇擦浴)、冰袋物理降温,之后 30 分钟重测体温并记录。

3.体温持续不降,按医嘱给予退热药物。注意对有出血倾向或白细胞计数低者,不可用阿司匹林制剂。

4.加强口腔护理,减少细菌在口腔内繁殖。

5.保持衣被干燥,及时更换被服,以免受凉感冒,加重病情。

6.粒细胞缺乏时,住空气洁净单人间,谢绝探视,患者戴口罩,做好保护性隔离。

7.血液病引起的发热多由细菌、病毒、真菌感染的多重结果,配合医师进行血培养、咽拭子涂片、粪培养等检查,根据结果选择针对性抗感染药物。

第二章　贫血性疾病

第一节　缺铁性贫血

缺铁有一个发展过程,体内发生贮铁耗尽(ID),缺铁性红细胞生成(IDE),最终缺铁性贫血(IDA)。缺铁性贫血是指各种原因的缺铁导致红细胞生成减少引起的低色素性贫血,其特点是骨髓、肝、脾等器官组织中缺乏可染铁,血清铁浓度、运铁蛋白饱和度和血清铁蛋白降低,典型的表现为小细胞低色素型贫血。缺铁性贫血是一种不同病因引起的综合征,可以伴发许多疾病。

【流行病学】

缺铁性贫血是临床上最常见的一种贫血。随着经济发展和营养卫生状况的改善,铁缺乏症的患病率逐年下降,但至今仍是一个全球性人群普遍存在的健康问题,发展中国家尤为突出。据估计全球约有5亿～10亿人患铁缺乏症,近半数为缺铁性贫血。通过大规模流行病学调查,提示发展中国家不同年龄组铁缺乏症的患病率明显高于发达国家。妊娠妇女、月经期妇女、婴幼儿和儿童是高危人群,其中以2岁以下婴幼儿和妊娠妇女的患病率最高。据前上海医科大学各附属医院人群调查资料,上海地区铁缺乏症的患病率:6个月至2岁的婴幼儿达75.0%～82.5%,育龄妇女为43.32%,妊娠3个月以上妇女为66.27%,10～17岁青少年为13.17%;以上人群缺铁性贫血的患病率分别为33,8%～45.7%,11.39%,19.28%及9.84%。铁缺乏症的危险因素主要和下列因素密切相关:婴幼儿喂养不当,儿童与青少年偏食和鼻出血,妇女月经量过多,多次妊娠,哺乳,宫内置节育环,营养不良,摄入蛋白质不够,反复献血以及某些病理因素如胃大部切除、慢性失血、慢性腹泻、萎缩性胃炎和钩虫感染等。

【病因和发病机制】

(一)病因

缺铁性贫血发生原因和发病机制多种多样。主要由于长期铁代谢负平衡得不到额外补充造成。

1.营养因素 饮食中缺乏足够量铁或食物结构不合理导致铁吸收和利用减低,发生营养性铁缺乏症。中国医学科学院卫生研究所制订的正常供给标准,成年女性为 $12\sim15mg/d$,青少年为 $12\sim25mg/d$。铁吸收主要在十二指肠和空肠上段,吸收形式有两种:①血红素铁来自血红蛋白、肌红蛋白及动物食物的其他血红素蛋白,经胃酸和蛋白酶消化,游离出血红素,直接被肠黏膜细胞所摄取,在细胞内经血红素加氧酶分解为原卟啉和铁而被吸收;②非血红素铁来自铁盐、铁蛋白、含铁血黄素及植物性食物中高铁化合物等,非血红素铁的吸收取决于铁原子的价数、可溶性及食物中螯合剂的存在。食物中铁必须成为可溶性二价铁才易被吸收,胃酸可增加非血红素铁的溶解度,维生素 C 作为还原剂和螯合剂可促进铁吸收。植物食物中的磷酸盐、植酸盐,茶叶中的鞣酸及咖啡中的一些多酚类化合物等,与铁形成难以溶解的盐类而抑制非血红素铁的吸收。动物性食物铁吸收率 20%。植物性食物吸收率多数小于 5%,人乳铁吸收率 50%,牛乳仅 10%。因此,饮食因素和铁缺乏症发生有密切关系。因营养因素发生铁缺乏症高危人群是婴幼儿和孕妇,由于铁需要量增加,不注意营养极易引起铁缺乏症。月经期妇女对铁的需要量比成年男性大,一次正常月经的失血量平均 $40\sim60ml$,相当于失铁 $20\sim30mg$。因此,需要量比男性多 $1mg/d$,为 $2mg/d$。

2.慢性失血和铁丢失过多 慢性失血是缺铁性贫血最常见的病因之一,长期小量出血比一次大出血更易发生缺铁性贫血。正常情况下,每天从食物中吸收和排出的铁各约 1mg,每天失血 3～4mg,即相当于失铁 1.5～2mg,可引起铁负平衡,一定时期后,即可发生缺铁性贫血。女性月经过多,如宫内放置节育环、子宫肌瘤及月经失调等多见。成年男性胃肠道出血是缺铁性贫血最常见病因,以痔疮最常见,仅次于月经量过多。其次是胃十二指肠溃疡出血,其中 25％出血患者以往没有消化道溃疡的症状。食管裂孔疝可伴消化道出血,约 15％患者发生缺铁性贫血。消化道憩室或憩室炎引起出血发生率大约分别为 5％～8％和 15％～25％,小肠出血多为息肉。缺铁性贫血常是胃肠道肿瘤首发表现,盲肠癌、升结肠癌、胃癌及壶腹癌均可以缺铁性贫血为首发表现。农村钩虫感染是引起慢性消化道失血的重要原因。其他原因有咯血和肺泡出血,如肺含铁血黄素沉着症、肺出血肾炎综合征、肺结核、支气管扩张和肺癌等;血红蛋白尿,冷抗体型自身免疫性溶血、人工心脏瓣膜、行军性血红蛋白尿等,反复血液透析、多次献血等。

3.铁吸收障碍　肠道对铁吸收障碍而发生缺铁性贫血者,最多见于胃切除患者。胃酸分泌不足且食物快速进入空肠,绕过铁的主要吸收部位,使铁吸收减少。多种原因造成胃肠道功能紊乱,慢性肠炎、Crohn 病等可因铁吸收障碍而发生缺铁性贫血。转运障碍(无转铁蛋白血症、肝病)也是引起缺铁性贫血的病因。

(二)发病机制

1.缺铁对铁代谢的影响　当体内贮铁减少到不足以补偿功能状态铁时,铁蛋白、含铁血黄素、血清铁和转铁蛋白饱和度减低、总铁结合力和未结合铁的转铁蛋白升高、组织缺铁、红细胞内缺铁。转铁蛋白受体表达于红系造血细胞膜表面,当红细胞内铁缺乏时,转铁蛋白受体脱落进入血液,血清可溶性转铁蛋白受体(sTfR)升高。

2.红细胞内缺铁对造血系统的影响　大量原卟啉不能与铁结合成为血红素,以游离原卟啉(FEP)的形式积累在红细胞内或与锌原子结合成为锌原卟啉(ZPP),血红蛋白生成减少,红细胞胞质少、体积小,即小细胞低色素性贫血;重者粒细胞、血小板生成受影响。

3.组织缺铁对组织细胞代谢的影响　细胞中含铁酶和铁依赖酶活性降低,包括细胞色素 c、细胞色素 c 氧化酶、过氧化氢酶、过氧化物酶以及含铁血黄素蛋白类;细胞色素 c 还原酶、NADH:脱氢酶、黄嘌呤氧化酶、琥珀酸脱氢酶等。影响患者的精神、行为、体力、免疫功能及患儿的生长发育和智力;缺铁可引起黏膜组织病变和外胚叶组织营养障碍。

【临床表现】

缺铁性贫血的症状可因引起缺铁和贫血的原发病、贫血本身以及组织中含铁酶和铁依赖酶活性降低引起细胞功能紊乱所致。

(一)贫血表现

早期缺铁性贫血常无症状或非特异性症状如乏力、易倦、头昏、头痛、耳鸣、心悸、气促、纳差等,可伴有苍白、心率增快。这些症状不一定和贫血程度相平行。

(二)组织缺铁表现

影响小儿生长发育;幼儿可伴神经功能和心理行为障碍,易激惹、注意力不集中;耐力降低;影响小儿细胞免疫功能,表现为 T 淋巴细胞数目减少,中性粒细胞杀菌功能受影响,髓过氧化酶活性降低,吞噬功能有缺陷;抗寒能力降低,甲状腺激素代谢异常。严重缺铁性贫血可致黏膜组织变化,出现口炎、舌炎、舌乳头萎缩。外胚叶组织营养缺乏表现为皮肤干燥、角化、萎缩、无光泽;毛发无光泽、易断、易脱;指甲条纹隆起,严重时指甲扁平,甚至呈“反甲”。一些患者有嗜异食癖,如泥土、煤炭、生米、冰块等。胃活组织检查发现 75% 缺铁性贫血患者有浅表性胃炎及不同程度的萎缩性胃炎,伴胃酸缺乏。吞咽困难或吞咽时有梗塞感(称 Plummer-Vinson 征),这是缺铁的特殊症状之一。缺铁性贫血也可导致月经紊乱。但月经过多可以是缺铁原因,也可以是缺铁的后果。约 10% 患者轻度脾肿大。在缺铁时间较长的婴儿中,颅骨和手骨的板障可以增厚。

(三)缺铁原发病表现

消化性溃疡、肿瘤或痔疮导致的黑便、血便或腹部不适,肠道寄生虫感染导致的腹痛或大便性状改变,妇女月经过多,肿瘤性疾病的消瘦,血管内溶血的血红蛋白尿等。

【实验室检查】

(一)血象

轻度贫血,红细胞为正细胞正色素性,血片中红细胞形态基本正常。严重时呈小细胞低色素性贫血。平均红细胞体积(MCV)低于80fl,平均红细胞血红蛋白量(MCH)小于27pg,平均红细胞血红蛋白浓度(MCHC)小于32%。血片中红细胞大小不一,体积小者多见,有少量尾状和椭圆形红细胞,偶见靶形红细胞。红细胞中心淡染区扩大,重者胞质呈环状。网织红细胞计数大多正常或减低,少数轻度增高至2%~3%者。红细胞渗透脆性大致正常,重者脆性轻度减低。

白细胞计数一般正常,少数中性粒细胞减少。近期有大量出血,中性粒细胞可增多。钩虫病患者嗜酸性粒细胞增多。

血小板计数常增高,多见于成人因慢性失血而发生贫血。贫血较重的婴儿、儿童患者中,血小板减少较为多见。

(二)骨髓象

骨髓穿刺涂片和切片显示骨髓呈轻度和中度幼红细胞增生,严重缺铁性贫血,幼红细胞体积偏小,核染色质致密,胞质较少,边缘不整齐,即血红蛋白形成不良。幼红细胞核固缩似晚幼红细胞,胞质仍紫蓝色,显示胞质发育迟于胞核,呈"核老浆幼"现象。分类以中幼红细胞比例增多。粒系细胞和巨核细胞数量、形态大多正常。骨髓涂片亚铁氰化钾染色,骨髓小粒中无深蓝色含铁血黄素颗粒,幼红细胞内铁小粒减少、淡染或消失,铁粒幼细胞<15%。骨髓可染铁是反映贮存铁的金标准。骨髓活检标本铁染色可提高骨髓可染铁检查的准确性,但不能很好地观察幼红细胞内铁的情况。

(三)血清铁、总铁结合力、血清铁饱和度和血清铁蛋白

未经治疗者血清铁浓度常明显降低,多低于 $8.95\mu mol/L$,总铁结合力增高,大于 $64.44\mu mol/L$,血清铁饱和度降低小于 15%。血清铁蛋

白低于 $12\mu g/L$。血清铁检测不稳定,1d 内不同时间测定,变异很大,不宜单独作为诊断缺铁的指标。总铁结合力较稳定,血清铁饱和度测定 $<15\%$ 可作为缺铁性红细胞生成的指标之一,但不宜用于缺铁的早期诊断。采用直接法测定血清运铁蛋白浓度更好。因血清铁蛋白与体内储存铁相关性极好,可作为储存铁缺乏的指标用于早期诊断。

(四)红细胞游离原卟啉和血液锌原卟啉

红细胞游离原卟啉是幼红细胞和网织红细胞合成血红蛋白过程中形成的非血红素原卟啉而残留在新生的红细胞内,绝大多数非血红素原卟啉是和锌离子络合成锌原卟啉,采用提取法和血液荧光计直接测定,诊断单纯性缺铁的标准:FEP $> 0.9\mu mol/L$(全血),或 ZPP $> 0.96\mu mol/L$(全血)。可作为缺铁性红细胞生成的指标。由于 FEP 与 ZPP 值受到许多因素的影响,如慢性病贫血、铁粒幼细胞贫血、珠蛋白生成障碍性贫血和严重溶血性贫血等,因此反映缺铁的准确度不如上述铁参数。

【诊断与鉴别诊断】

诊断目标有两个方面:一是否缺铁性贫血,二病因诊断。还需注意复合性贫血即合并慢性感染、恶性肿瘤、风湿病或肝病的缺铁性贫血。

(一)诊断

1.缺铁性贫血的诊断标准

(1)小细胞低色素性贫血:贫血为小细胞低色素性:男性 Hb $<$ 120g/L,女性 Hb $<$110g/L,孕妇 Hb $<$100g/L;MCV $<$80fl,MCH $<$ 27pg,MCHC $<$32%;红细胞形态有明显低色素表现。

(2)有明确的缺铁病因和临床表现。

(3)血清铁 $<8.95\mu mol/L$($<50\mu g/dl$),总铁结和力 $>64.44\mu mol/L$ ($360\mu g/dl$)。

(4)血清铁饱和度 $<15\%$。

(5)骨髓铁染色显示骨髓小粒可染铁消失,铁粒幼红细胞 $<15\%$。

(6)红细胞游离原卟啉 $>0.9\mu mol/L$($>50\mu g/dl$)(全血),或血液锌

卟啉(zPP)$>0.96\mu mol/L(60\mu g/dl)$(全血),或 $FEP/Hb>4.5\mu g/gHb$。

(7)血清铁蛋白(SF)$<12\mu g/L$。

(8)血清可溶性运铁蛋白(sTfR)浓度$>26.5nmol/L(2.25mg/L)$。

(9)铁剂治疗有效。

符合第 1 条和 2 条～9 条中任何两条以上者可诊断为缺铁性贫血。

2.贮存铁缺乏的诊断标准　符合以下任何一条即可诊断。

(1)血清铁蛋白$<14\mu g/L$。

(2)骨髓铁染色显示骨髓小粒可染铁消失。

3.缺铁性红细胞生成的诊断标准　符合贮存铁缺乏的诊断标准,同时有以下任何一条符合者即可诊断。

(1)血清铁饱和度$<15\%$。

(2)红细胞游离原卟啉$>0.9\mu mol/L(>50\mu g/dl)$(全血),或血液锌卟啉(zPP)$>0,96\mu m/L(60\mu g/dl)$(全血),或 $FEP/Hb>4.5\mu g/gHb$。

(3)骨髓铁染色显示骨髓小粒可染铁消失,铁粒幼红细胞$<15\%$。

4.存在合并症　有合并症的情况下(感染、炎症、肿瘤等)需要测定红细胞内碱性铁蛋白,小于 6.5ag/细胞,能诊断缺铁,或骨髓铁染色显示骨髓小粒可染铁消失作为标准。

5.铁剂治疗性试验　连续口服铁剂网织红细胞计数上升,一般第 5 至 10 天,网织红细胞升高至 4%～10%。如患者有铁剂吸收障碍,就无法判断结果。宜采用注射铁剂治疗试验作出诊断。

(二)鉴别诊断

1.铁粒幼细胞性贫血　遗传或不明原因导致的红细胞铁利用障碍性贫血。无缺铁表现,血清铁蛋白浓度增高,骨髓小粒含铁血黄素颗粒增多,铁粒幼细胞增多,出现环形铁粒幼细胞。血清铁和转铁蛋白饱和度增高,总铁结合力不低。

2.地中海贫血　有家族史,慢性溶血表现。血片中可见多量靶形红细胞,珠蛋白肽链合成数量异常,如 HbF 和 HbA 增高,出现血红蛋白 H 包涵体等。血清铁蛋白、骨髓可染铁、血清铁和转铁蛋白饱和度不低且常增高。

3.**慢性病性贫血**　慢性炎症、感染或肿瘤等引起的铁代谢异常性贫血。血清铁蛋白和骨髓铁增多。血清铁、血清转铁蛋白饱和度、总铁结合力减低。

4.**转铁蛋白缺乏症**　常染色体隐性遗传所致或严重肝病、肿瘤继发。血清铁、总铁结合力、血清铁蛋白及骨髓含铁血黄素均明显降低。先天性者幼儿时发病，伴发育不良和多脏器功能受累。获得性者有原发病的表现。

确定缺铁性贫血还需病因诊断，原发病有时对患者危害比贫血更为严重，如胃肠道恶性肿瘤伴慢性出血所引起缺铁性贫血。成年男性和绝经期女子中，缺铁性贫血最多见的原因是胃肠道慢性出血，由于每次出血量少而且间歇性，临床上容易忽视。多次检验便潜血极为重要，必要时做胃肠道内镜及 X 射线检查。

【治疗】

（一）病因治疗

缺铁性贫血的病因诊断是治疗的前提，婴幼儿、青少年和妊娠妇女营养不足引起的缺铁性贫血，应改善饮食；胃、十二指肠溃疡伴慢性失血或胃癌术后残胃癌所致的缺铁性贫血，必要时手术根治。月经过多引起的缺铁性贫血应去除病因；钩虫病引起的贫血，驱虫和补充铁剂可同时进行，如感染严重、全身情况很差，可以先纠正贫血，全身情况好转后驱虫。

（二）补铁治疗

1.**口服铁剂**　是治疗缺铁性贫血首选方法。硫酸亚铁是口服铁剂中的标准制剂，其最大的缺点是胃肠道不良反应较明显，硫酸亚铁缓释片口服后在 1～2h 内均衡释放铁剂，提高十二指肠和空肠上段吸收率，减少胃和下段肠道释放铁。口服右旋糖酐铁、琥珀酸亚铁和多糖铁复合物（力蜚能）含铁量高，不良反应较硫酸亚铁轻，疗效和硫酸亚铁相当。成人治疗剂量元素铁 180～200mg/d，预防剂量元素铁 10～20mg/d。空腹亚铁盐吸收完全,餐后服或餐中服,铁剂吸收减少 40%～50%。空腹服用胃肠反应大如胃部灼热感、恶心、上腹部不适和腹泻等,常不能坚持治疗。餐后服用胃肠反应小易耐受治疗。小剂量开始逐渐增加剂量可减少胃肠道反应。小儿有效剂量为元素铁 1.5～2.0mg/kg,制成糖浆剂服用可以耐受。食鱼、肉及橘子水可加强铁剂吸收,谷类、乳、茶可抑制铁剂吸收。

骨髓造血功能正常,出血停止,口服铁剂见效快。最早骨髓中铁粒幼红细胞和外周血液中网织红细胞上升,高峰在 5～10 天。2 周后血红蛋白浓度上升,2 月达正常。为补足体内贮存铁,铁剂治疗在血红蛋白恢复正常后至少要持续 4～6 个月,甚至 1 年。口服铁剂无效须考虑:①患者未按医嘱服药;②诊断有误;③出血尚未得到纠正;④伴发感染、炎症、恶性肿瘤、肝病或肾病等,影响骨髓造血功能;⑤腹泻、肠蠕动过速或胃肠道解剖部位异常,影响了铁吸收;⑥铁剂在胃肠道不能很好溶解,影响吸收,尤其胃酸缺乏者。

2.铁剂注射治疗　注射铁剂毒性反应较多,甚至发生致命的过敏反应。适应证:①胃肠道疾患如溃疡性结肠炎、节段性肠炎、胃切除后胃肠功能紊乱(倾倒综合征),或妊娠持续呕吐等,口服铁剂使症状加重者。②慢性腹泻、脂肪痢或吸收不良综合征铁吸收障碍者。③严重缺铁性贫血需要在短期内提高血红蛋白者,如妊娠晚期缺铁性贫血严重,并防止胎儿发生缺铁性贫血者。④血液透析或自体输血采血量较大,需短期内维持体内铁平衡者。⑤不能耐受口服铁剂治疗者。⑥出血丧失铁的速度,超过铁被吸收的速度。右旋糖酐铁复合物是最常用的注射用铁,深部肌内注射首次给药 0.5ml 试验剂量,1h 无过敏反应,给予足量治疗,最大剂量 100mg/d。右旋糖酐铁复合物注射后约 65% 于 72h 内被吸收,11%～52%(平均 25%)残留在注射处至少 4 星期,不能被利用。局部不良反应有注射部位疼痛、局部淋巴结肿痛,可持续数星期。右旋糖酐铁复合物也可静脉注射,优点是可以一次大量注射。方法:①试验剂量铁剂无过敏反应,每天静脉注射不稀释的右旋糖酐铁复合物 100mg,50mg/min 缓慢静脉注射。②按计算出的总剂量,用生理盐水稀释,每 50mg 右旋糖酐铁复合物用 0.9%氯化钠注射液 20ml 稀释,缓慢静脉滴注,开始 20 滴/min,5min 无反应,将滴速增加到 40～60 滴/min。如注射处静脉炎、疼痛、发红,减慢滴速,静脉注射铁反应多,应慎重。全身即刻反应有头痛、头昏、发热、面部潮红、荨麻疹、关节痛、肌肉酸痛、低血压、恶心以及其他过敏反应;延迟反应有淋巴结肿大、关节和肌肉痛、发热。多数反应均轻微、短暂。

注射用铁的总剂量计算方法:所需总铁量(mg)＝(需达到的血红蛋白浓度－患者的血红蛋白浓度)×0.33×患者体重(kg)。

【预防】

加强妇幼保健、预防早产,做好喂养指导,婴幼儿及时添加富含铁的食品,如蛋类、肝等,较大儿童应纠正偏食,防治鼻出血;青少年定期查、治寄生虫感染。月经期妇女防治月经过多。近年采用能释放左旋甲基炔诺酮的子宫内节育环(LNG-IUD),每天释放孕酮,可使月经量减少,降低贫血发生率。积极防治钩虫病等寄生虫病及各种慢性出血灶,以防止过多铁丢失。高危人群如婴幼儿、早产儿、孪生儿、妊娠妇女、胃切除及反复献血每年 4 次以上者应预防缺铁口服铁剂。一般足月婴儿补铁月龄,不迟于 4 足月,剂量为 1mg/(kg·d);早产儿补铁月龄不迟于 2 足月,剂量为 2mg/(kg·d);持续到 1 足岁。妇女妊娠后期和哺乳期可口服硫酸亚铁 0.2g/d。近年来有不少国家在高危人群的食品(主要是谷类食物)中加入一定量药用铁,即食品干预高危人群取得较好效果。

【预后】

单纯营养不足者,易恢复正常。继发于其他疾病者,取决于原发病能否根治。

【护理措施】

1.休息与活动　提供安静、舒适的环境,保证病人充足的睡眠。评估病人贫血的程度、发生的速度以及病人的症状,与患者共同制定合理的休息与活动计划。轻、中度贫血或贫血发生缓慢、机体已获得代偿能力者,应增加休息时间,活动量以不加重症状、病人不感觉疲劳为度。重度贫血、缺氧症状严重者应卧床休息,取舒适体位,以减轻心、肺负荷,减轻贫血症状。

2.病情观察   观察病人的面色、皮肤和黏膜及心悸、气促、头晕等症状有无改善,定期监测红细胞计数、血红蛋白浓度、网织红细胞及铁代谢的有关实验指标,判断病人贫血程度、药物疗效及不良反应。观察有无继续失血的情况,协助医师寻找病因。应观察贫血性心脏病病人有无心力衰竭表现(呼吸困难、心率过快、水肿等),一旦出现立即通知医生。

3.饮食护理   应给予高蛋白、高热量、高维生素、易消化的饮食。鼓励病人进食含铁丰富且吸收率较高的食物,如动物的心、肝、肾、瘦肉、蛋以及豆类、海带、紫菜、木耳等;食用含维生素 C 丰富的食物,促进铁的吸收,尽可能避免同时进食或饮用可减少食物铁吸收的食物或饮料。强调均衡饮食,不偏食、不挑食,养成良好的进食习惯,定时、定量、细嚼慢咽。对于有口腔炎、口角炎、舌炎的病人,避免进食过热或过辣等刺激性食物,加强口腔护理。食欲降低的病人,应变换食物品种,加入适量调味品,以刺激食欲。

4.对症护理   严重贫血病人应给予吸氧,以改善组织缺氧症状。根据贫血程度及症状,遵医嘱输全血或浓缩红细胞,注意控制输血速度,严重贫血病人输血时速度宜慢,输入量每小时应少于 1ml/kg,以防诱发心力衰竭。

5.用药护理

(1)口服铁剂的护理:向病人说明口服铁剂的目的,并给予必要的指导:①铁剂不良反应及其预防:口服铁剂常有恶心、呕吐、胃部不适和黑便等胃肠道不良反应,严重者可致病人难以耐受而被迫停药。因此,为预防或减轻胃肠道反应,可建议病人饭后或餐中服用,反应过于强烈者可减少剂量或从小剂量开始。②避免与茶、牛奶、咖啡、抗酸药及 H_2 受体拮抗剂同时服用,以防影响铁的吸收。③同时加服一些可促进铁吸收的药物,如维生素 C、稀盐酸等酸性药物或食物,维生素 C 可防止二价铁被氧化,稀盐酸可使三价铁转变为二价而利于铁的吸收。④服用液体铁剂时,应使用吸管,以免牙齿被染黑。⑤服用铁剂期间,大便会变黑(铁与肠道内硫化氢作用生成黑色硫化铁所致),应向病人及家属作好解释工作,以消除其紧张情绪。⑥强调要按剂量、按疗程服药,定期复查相关实验室检查,以保证有效治疗、补足贮存铁,避免药物过量而引起中毒。

(2)注射铁剂的护理:铁剂肌内注射可引起局部反应,如药物溢出使皮肤染色,注射部位局部肿痛,长期注射出现硬结;还可出现过敏反应,表现为面色潮红、恶心、头痛、头昏、发热、荨麻疹、关节和肌肉痛、淋巴结炎等全身反应,严重者可发生过敏性休克。因此,护理时应注意:①首次使用应进行过敏试验,取 0.5ml 药液进行深部肌内注射,同时备好肾上腺素,做好急救准备,如注射后 1 小时无过敏反应则遵医嘱给予常规剂量治疗。②应进行深部肌内注射,并经常更换注射部位避免硬结形成,有利于铁剂吸收。③不要在皮肤暴露部位注射,抽取药液后,更换针头注射,可采用"Z"形注射法或留空气注射法,以免药液溢出,使皮肤染色。

6.心理护理　告知病人缺铁性贫血通过合理的饮食调理和铁剂治疗是完全可以治愈的,且痊愈后对身体无不良影响,消除病人的顾虑。向病人及家属介绍缺铁性贫血相关知识,促进其配合治疗及护理,提高病人的依从性。

7.健康教育　向病人介绍疾病的相关知识,如病因、临床表现、对机体的危害性、相关实验室检查的目的、意义、治疗及护理的配合与要求等。对病人进行饮食指导:均衡饮食,不偏食,不挑食。在高危人群中开展防治 IDA 的卫生知识宣教,如婴幼儿的喂养,应及时添加含铁丰富的辅食。妊娠后期、哺乳期妇女、胃切除者等,可考虑预防性补充铁剂,每天口服 10~20mg 铁。护士应帮助病人及家属了解本病的相关知识和自我护理的方法;适当休息、活动和提供含丰富营养饮食的意义,使其主动配合治疗。告知铁剂治疗的不良反应及预防方法,补足贮存铁,同时积极治疗原发病,以达到彻底治愈的目的。遵医嘱坚持用药,定期复查,教会病人进行自我监测病情,一旦出现异常情况,应及时就医。

第二节　巨幼细胞性贫血

巨幼细胞性贫血主要是体内叶酸和(或)维生素 B_{12} 缺乏,导致脱氧核糖核酸(DNA)合成障碍所引起的贫血。特征是呈大红细胞性贫血,骨髓内出现巨幼细胞,该种细胞细胞核发育障碍,与胞质发育不同步,呈形态和功能均不正常的巨幼改变。可累及红细胞、粒细胞、巨核细胞三系。这种细胞在骨髓内未发育成熟就被破坏,出现无效造血。除造血细胞外,在某些增殖较快的上皮细胞也可出现类似表现。临床表现主要是全血细胞减少和胃肠道症状,维生素 B_{12} 缺乏时还可出现神经系统症状。

【流行病学】

在我国以叶酸缺乏为主,以山西、陕西等西北地区多见;维生素 B_{12} 缺乏较少见,恶性贫血在我国罕见。欧美地区以维生素 B_{12} 缺乏或有内因子抗体者多见。

【叶酸和维生素 B_{12} 的代谢】

(一)叶酸的代谢和分布

叶酸属于 B 族维生素。它的化学名称是蝶酰谷氨酸(PGA),由蝶呤衍生物、对氨基苯甲酸酯残基及 L-谷氨酸残基组成。自然界中的叶酸主要是由蝶呤酰与多个谷氨酰基结合形成的蝶呤酰多聚谷氨酸。治疗用叶酸仅含一个谷氨酸。

1.来源和生理需要量 人体不能自身合成叶酸,所需的叶酸均来自食物。新鲜绿叶蔬菜、水果、动物内脏(肝、肾)、酵母和菌类中富含叶酸。但叶酸极不稳定,易被光和热分解,食物经长时间烹煮,特别是大量水分烹调时,其中的叶酸大部分被破坏。

正常人叶酸每日最小需要量为 $50\mu g$,健康人体内叶酸的总储量为 $5mg$,主要储存于肝脏中。人体内叶酸的储存量仅够 4 个月之需。如果每日摄取的叶酸在 $5\mu g$ 以下,大约 4 个月后会发生巨幼细胞性贫血。在妊娠、哺乳等需要增加的情况下,叶酸需要量增加至 $3\sim 6$ 倍。溶血性贫血、白血病和其他恶性疾病患者叶酸的需求量也会增加。

2.吸收和转运 叶酸主要在十二指肠和空肠近端吸收,不需要内因子参与。食物中蝶酰多聚谷氨酸在肠道中,经肠黏膜细胞产生的解聚酶的作用,水解为蝶酰单谷氨酸或蝶酰双谷氨酸,经小肠黏膜上皮细胞吸收。在细胞内转变为 N^5-甲基四氢叶酸(N^5-甲基 FH_4),被转运至血浆中。其中一部分 N^5-甲基 FH_4 被分泌至胆汁中,排泄到小肠后再重吸收,即叶酸的肠肝循环。胆汁分泌的叶酸量为每天 $0.1mg$ 以上。

血浆中 N^5-甲基 FH_4 与白蛋白疏松结合,迅速经叶酸受体被细胞摄取。进入细胞内,在维生素 B_{12} 依赖性甲硫氨酸合成酶的作用下,N^5-甲基FH_4 转变为四氢叶酸(THF),THF 经多聚谷氨酸叶酸合成酶的作用再转变为多聚谷氨酸型 FH_4 储存。细胞内叶酸单谷氨酸很快逸出细胞。

在 FH_4 合成过程中,首先由叶酸(F)还原为二氢叶酸(FH_2),然后 FH_2 还原为 FH_4。这两步还原反应均由二氢叶酸还原酶催化。二氢叶酸还原酶有一个特性,对含有 4-氨基的叶酸类似物,如甲氨蝶呤和氨蝶呤钠,有很强的亲和力。在浓度为 $10^{-9}mol/L$ 时即可对叶酸发生竞争性抑制作用。这就是甲氨蝶呤等化疗药物的作用原理。

3.叶酸在代谢中的作用 四氢叶酸(FH_4)是一碳基团的载体,参与体内甲硫氨酸、嘌呤和胸腺嘧啶核苷酸的生物合成。FH_4 能运载三种一碳基团:甲基($—CH_3$)、甲烯基($—CH_2—$)和甲酰基($—CH=O$)。与叶酸结合的一碳基团主要来源于丝氨酸,通过丝氨酸羟甲基转移酶作用,丝氨酸与 FH_4 发生反应,生成甘氨酸和 N^5,N^{10}-亚甲基 FH_4。一碳基团次要来源为组氨酸的分解代谢和 N^5-甲酰 FH_4。

在叶酸介导的一碳基团转运反应中,脱氧尿苷酸甲基化为胸腺核苷酸最具临床重要性,是 DNA 合成中必不可少的步骤。此反应中,在胸腺核苷酸合成酶的作用下, N^5,N^{10}-甲酰 FH_4 提供和还原一碳基团,使一磷酸脱氧尿苷(dUMP)形成一磷酸脱氧胸苷(dTMP),dTMP 形成三磷酸脱氧胸苷(dTTP)后参与 DNA 合成。

4.叶酸的排泄　主要经肾脏和粪便排出体外。肾脏能重吸收和排泄叶酸。肾小球滤过的叶酸被近曲小管上皮细胞膜叶酸受体转运至细胞内,然后缓慢进入血液。同时叶酸可以排泌入近曲小管中。结果是重吸收了大部分滤过的叶酸。人体每天经肾脏排出的叶酸量仅为2~5μg。少量经粪便排出的叶酸主要来源于肠肝循环的溢出。

(二)叶酸缺乏的病因

1.摄入减少　叶酸缺乏的主要原因是饮食不合理。由于体内叶酸储备量少,当食物中缺少新鲜蔬菜,食物烹调不当,如烹调时间过长或温度过高,大量叶酸被破坏,导致摄入叶酸减少,叶酸缺乏迅速出现。

2.需要量增加　婴幼儿、青少年、妊娠期和哺乳期妇女,以及慢性反复溶血、白血病、肿瘤、甲状腺功能亢进的患者,叶酸的需要量都会增加,长期接受血液透析治疗的患者,叶酸经透析液丢失,都可发生叶酸缺乏。

3.吸收障碍　腹泻,小肠(特别是空肠段)炎症、肿瘤、手术切除均可导致叶酸的吸收不足。乙醇可干扰叶酸的吸收,酗酒者常会有叶酸缺乏。口服柳氮磺胺吡啶的患者叶酸在肠内的吸收受抑制。

4.利用障碍　如甲氨蝶呤、氨苯蝶啶、乙胺嘧啶能竞争性抑制二氢叶酸还原酶的作用影响四氢叶酸的生成。苯妥英钠、苯巴比妥对叶酸的影响机制不明,可能是增加叶酸的分解或抑制 DNA 合成。此外,还有先天性酶缺陷,如甲基 FH_4 转移酶、N^5,N^{10}-甲烯基 FH_4 还原酶、

FH_2 还原酶和亚氨甲基转移酶等,均可影响叶酸利用。

(三)叶酸缺乏导致巨幼细胞性贫血的发病机制

叶酸缺乏时,一碳基团的转移受阻,阻碍体内脱氧尿嘧啶核苷(dUMP)转化为脱氧胸腺嘧啶核苷(dTMP)的反应,dTMP 合成减少,DNA 合成受到影响。细胞分裂增殖速度明显减慢;而血红蛋白合成影响较小。幼红细胞因分裂障碍致细胞体积增大,染色质疏松,形成巨幼细胞。同理,粒细胞系出现幼粒细胞巨幼变和成熟粒细胞核分叶增多的现象。

(四)维生素 B_{12} 代谢和生理作用

维生素 B_{12}(vitaminB$_{12}$)亦属于水溶性 B 族维生素,又称钴胺素。由咕啉环、钴原子和一个核苷酸组成。在人体内以甲基钴胺素形式存在于血浆,以 5-脱氧腺苷钴胺素形式存于肝及其他组织。

1.来源和生理需要量 人体无合成维生素 B_{12} 的能力,获得维生素 B_{12} 主要来源是动物性食物。肝脏、肉类、蛋及乳品类食品均含有丰富的维生素 B_{12}。

正常人每日需 $3\mu g$ 维生素 B_{12},生长发育期、高代谢状态和妊娠时维生素 B_{12} 需要量增加。人体内维生素 B_{12} 的储存量约为 $2\sim5mg$,可供 $3\sim5$ 年使用。

2.吸收和转运 食物中的维生素 B_{12} 与蛋白结合,经胃酸和胃蛋白酶作用,多肽链被消化而释放。在胃内酸性环境下,游离的维生素 B_{12} 与唾液和胃源性 R 蛋白紧密结合,形成维生素 B_{12}-R 蛋白复合物(R-B_{12})。进入十二指肠后,R-B_{12} 经胰蛋白酶作用,R 蛋白被降解。释放的维生素 B_{12} 与内因子(IF)结合形成维生素 B_{12}-内因子复合物(IF-B_{12})。内因子是胃壁细胞分泌的一种糖蛋白,含有钴胺素结合位点和特异性回肠受体,主要作用是抵抗水解消化作用,协助维生素 B_{12} 的吸收。IF-B_{12} 到达回肠末端,与该处肠黏膜上皮细胞刷状缘的 IF-B_{12} 受体结合,被肠上皮细胞摄取。在细胞内,内因子被降解,维生素 B_{12} 与运钴胺素蛋白Ⅱ(TCⅡ)结合形成 B_{12}-TCⅡ复合物,分泌入血浆,迅速被肝脏、骨髓和其他增殖型细胞吸收。

人体内每天有 $0.5\sim9\mu g$ 维生素 B_{12} 分泌入胆汁,与胆汁内的 R 蛋白结合进入肠道,在肠内胆源性 R 蛋白-维生素 B_{12} 复合物($R-B_{12}$)与胃源性复合物一样,通过胰蛋白酶消化 R 蛋白,释放的维生素 B_{12} 结合内因子被重吸收,这是维生素 B_{12} 的肠肝循环。因此,完全素食者需要很长时间,甚至 20 年才会出现有临床症状的维生素 B_{12} 缺乏症,而维生素 B_{12} 吸收障碍的患者在 $3\sim5$ 年后即可因食物性和胆源性维生素 B_{12} 的丢失而出现临床症状。

3.维生素 B_{12} 的功能　在机体细胞内维生素 B_{12} 还原成甲基钴胺素或 5-脱氧腺苷钴胺素。甲基钴胺素是 N^5-甲基 FH_4 甲基转移酶的辅酶,该酶可催化 N5-甲基 FH_4 和同型半胱氨酸之间的不可逆甲基转换反应,生成 N^5,N^{10}-甲基 FH_4 和蛋氨酸。N^5-甲基 FH_4 来源于 N^5,N^{10}-甲烯基 FH_4 合成胸腺嘧啶的不可逆反应,没有合成胸腺嘧啶的活性。在维生素 B_{12} 充足时,N^5-甲基 FH_4 转化为 FH_4,再重新生成 N^5,N^{10}-甲烯基 FH_4,恢复参与胸腺嘧啶合成的活性。5-脱氧腺苷钴胺素是 L-甲基丙二酰-CoA 变位酶的辅酶,它催化 L-甲基丙二酰-CoA 形成琥珀酰-CoA 后进入三羧酸循环。

4.维生素 B_{12} 的排泄　维生素 B_{12} 主要经肾脏排出体外,健康人每天尿液中排泄量约为 30pg。

(五)维生素 B_{12} 缺乏的病因

1.摄入减少　一般由于膳食中维生素 B_{12} 摄入不足而致巨幼细胞性贫血者较为少见。可见于严格素食者和严重的营养不良患者。人体内维生素 B_{12} 的储存量丰富,又有胆汁中的维生素 B_{12} 的再吸收(肠肝循环),素食者需经过 $10\sim15$ 年才出现维生素 B_{12} 缺乏的临床表现。

2.吸收障碍　这是维生素 B_{12} 缺乏最常见的原因,可见于:

(1)内因子缺乏:见于恶性贫血(PA)、全胃切除术后、胃黏膜萎缩等患者。发生恶性贫血的机制目前还不清楚。患者常有特发的胃黏膜完全萎缩和内因子的抗体存在,故有人认为恶性贫血属自身免疫性疾

病。这类患者由于缺乏内因子,食物中维生素 B_{12} 的吸收和胆汁中维生素 B_{12} 的重吸收均有障碍;

(2)肠道疾病:在回肠切除过多、局限性回肠炎、口炎性腹泻和热带口炎性腹泻等许多肠道疾病可引起维生素 B_{12} 吸收障碍。

(3)胰蛋白酶缺乏:慢性胰腺炎患者胰腺外分泌功能不足,胰蛋白酶缺乏,不能裂解维生素 B_{12}-R 蛋白复合体,维生素 B_{12} 无法与内因子相结合。这类患者一般在 $3\sim5$ 年后会出现维生素 B_{12} 缺乏的临床表现。

(4)药物影响:对氨基水杨酸、新霉素、二甲双胍、秋水仙碱和苯乙双胍等药物可影响维生素 B_{12} 吸收。

(5)肠道菌群失调和寄生虫:常见于盲袢综合征,由于解剖损伤或运动障碍导致小肠瘀滞,细菌大量繁殖摄入维生素 B_{12};小肠寄生阔节裂头绦虫病与宿主竞争性摄取维生素 B_{12},均可引起维生素 B_{12} 缺乏。

(6)先天性内因子缺乏或维生素 B_{12} 吸收障碍。

3.利用障碍 先天性 TCⅡ 缺乏引起维生素输送障碍;麻醉药氧化亚氮可将钴胺氧化而抑制甲硫氨酸合成酶。

(六)维生素 B_{12} 缺乏导致巨幼细胞性贫血的发病机制

维生素 B_{12} 可以使无活性的 N^5-甲基 FH_4 转变成有活性的 FH_4,参与胸腺嘧啶脱氧核糖核苷酸的合成。故维生素 B_{12} 间接参与了此过程。当维生素 B_{12} 缺乏时,FH_4 和 N^5,N^{10}-甲烯基 FH_4 缺乏,阻碍了胸腺嘧啶脱氧核糖核苷酸的合成,进而影响 DNA 合成,从而发生巨幼细胞性贫血。

【临床表现】

(一)血液系统表现

起病缓慢,常有面色苍白、乏力、耐力下降、头昏、心悸等贫血症状。重者全血细胞减少,反复感染和出血。少数患者可出现轻度黄疸。

(二)消化系统表现

口腔黏膜、舌乳头萎缩,舌面光滑,伴舌炎呈"牛肉样舌"。胃肠道黏膜萎缩可引起食欲不振、恶心、腹胀、腹泻或便秘。

(三)神经精神症状

维生素 B_{12} 缺乏者因脊髓侧束和后束的亚急性联合变性,以及周围神经受损,可出现对称性远端肢体麻木,深感觉障碍如振动感和运动感消失;共济失调或步态不稳;锥体束征阳性、肌张力增加、腱反射亢进。重者可有大、小便失禁。精神症状可有抑郁、失眠、记忆力下降、幻觉、妄想甚至精神错乱、人格变态等。部分患者神经系统表现先于贫血症状出现。

叶酸缺乏一般无神经系统症状。研究发现,约半数患者可有情感障碍,以抑郁症为主要表现。

(四)几种特殊类型的巨幼细胞性贫血

1.恶性贫血 恶性贫血多见于白种人,一般有家族史,在我国罕见。是由于胃黏膜萎缩、胃液中缺乏内因子,因而不能吸收维生素 B_{12} 而发生的巨幼细胞性贫血。多数患者的血清、胃液和唾液中可检查出抗自身胃壁细胞的抗体,在血清中还可检查出两种内因子(阻断及结合)抗体,部分合并自身免疫性甲状腺疾病和糖尿病等,故认为是一种自身免疫疾病。部分恶性贫血患者的病因与幽门螺杆菌感染致胃体黏膜不可逆破坏有关。Schilling 试验一期阳性,二期阴性可诊断内因子缺乏。需要维生素 B_{12} 维持治疗。

2.幼年恶性贫血 幼年恶性贫血指婴儿先天性内因子缺少或功能障碍,或先天性维生素 B_{12} 吸收障碍而发生的恶性贫血。患儿胃黏膜的组织学发现和胃酸的分泌均正常。血清中也不存在抗壁细胞和抗内因子的抗体。为遗传性疾病,其父母和兄弟姊妹中可发现内因子分泌的缺陷。

3.非热带性口炎性腹泻 非热带性口炎性腹泻又称麦胶性病或特发性脂肪痢。常见于温带地区。发病与进食麦麸有关。临床表现为体重减轻、舌炎、贫血和间断腹泻,大便恶臭,呈水样或糊状、有多量脂肪。血象及骨髓象为典型的巨幼细胞性贫血。血清和红细胞叶酸水平降低。治疗主要是对症及用叶酸治疗可以取得较好的效果,贫血纠正后宜用小剂量叶酸维持治疗。不进含麦胶的食物亦很重要。

4.热带口炎性腹泻　　热带口炎性腹泻多见于印度、东南亚、南美部分地区的居民和旅游者。临床症状与麦胶肠病相似,血清叶酸及红细胞叶酸水平降低、用叶酸治疗加广谱抗生素能使症状缓解及贫血纠正。缓解后应用小剂量叶酸维持治疗以防止复发。目前病因不清,因抗生素治疗有效,而认为可能与感染有关。

【实验室检查】

(一)血象

呈大细胞性贫血,MCV>100fl、MCH 增高,MCHC 正常。也可出现中性粒细胞和血小板减少。网织红细胞计数可正常或轻度增高。血片中可见红细胞大小不等、中央淡染区消失,多数为大椭圆形红细胞。中性粒细胞核分叶过多,大于 3~5 叶,典型情况下中性粒细胞核 5 叶可占 5％以上,可见到 6 叶或更多的细胞核,亦可见巨杆状核粒细胞。

(二)骨髓象

增生活跃或明显活跃,伴有明显的巨幼细胞样改变,以红系细胞最明显。

1.红系增生显著,幼红细胞出现巨幼变,称巨幼红细胞系列。各阶段细胞胞体增大,核大,核染色质疏松细致,胞质较胞核成熟,呈"核幼浆老"。成熟红细胞巨大而厚,常呈卵圆形,缺乏中心苍白区,出现大小不等、嗜多色性或含有嗜碱性点彩、卡波环或豪一周小体等。

2.粒系,尤其晚幼粒细胞巨幼改变突出。晚幼粒和杆状核粒细胞形态巨大,核形肿大,畸形,核染色质疏松,胞质中颗粒较粗,称巨晚幼粒和巨杆状核粒细胞。分叶核分叶过多,常在 5 叶以上,甚至达 16 叶,称巨多叶核粒细胞。

3.巨核细胞体积也增大,核分叶过多,并且核间可不相连接。血小板生成障碍,可见巨大和形态不规则的血小板。

4.骨髓呈增生象,但血象为全血细胞减少,其主要病理生理改变为无效性红细胞、粒细胞和血小板生成,称为髓内溶血。

（三）生化检查

1.血清叶酸和维生素 B_{12} 测定　血清叶酸水平的正常范围是 $5.7\sim$ $45.4nmol/L(2.5\sim20ng/ml)$。血清维生素 B_{12} 水平的正常范围是 150 $\sim666pmol/L(200\sim900ng/ml)$。

2.红细胞叶酸含量　正常范围是 $317.8\sim567.5nmol/L(140\sim$ $250ng/ml)$,低于 $227nmol/L(100ng/ml)$ 时提示叶酸缺乏。红细胞叶酸含量不受短期内叶酸摄入的影响,可以较准确反映机体的叶酸储备。但因操作复杂,无法广泛应用于临床。

3.血清高半胱氨酸和甲基丙二酸水平测定　血清高半胱氨酸水平正常值范围为 $5\sim16\mu mol/L$,在叶酸或维生素 B_{12} 缺乏时均可升高,达 $50\sim70\mu mol/L$。血清甲基丙二酸水平正常值范围为 $70\sim270nmol/L$,仅在维生素 B_{12} 缺乏时升高,可高达 $3500nmol/L$。故这两项实验可用于叶酸或维生素 B_{12} 缺乏的诊断和鉴别诊断。

4.尿甲基丙二酸测定　正常情况下尿中很低,$0\sim3.4mg/d$。维生素 B_{12} 缺乏时甲基丙二酸浓度升高,在治疗后数天降至正常。

5.放射性维生素 B_{12} 吸收试验（Schilling 试验）　第一部分,受试者空腹口服放射性钴标记的维生素 B_{12} $2\mu g$,2 小时肌内注射维生素 B_{12} $1000\mu g$,测定 24 小时内尿的放射性活性。维生素 B_{12} 吸收正常者 24 小时内能排出摄入放射性钴的 7% 以上。如果尿的放射性活性减低,5 天后进行第二部分试验,在第一部分试验基础上,加用内因子。若第一部分排出率减低是由于内因子缺乏所致,第二部分排出率转为正常,其他原因引起的维生素 B_{12} 吸收不良则内因子不能纠正。可将恶性贫血与其他巨幼细胞性贫血加以鉴别。

（四）其他

可出现血清间接胆红素轻度增高,结合珠蛋白降低,乳酸脱氢酶增高,特别是 LDH1 和 LDH2（来自幼红细胞）增高等。

恶性贫血时胃液中游离胃酸消失、内因子抗体和壁细胞抗体阳性。

【诊断】

根据营养史或特殊用药史,贫血表现、消化道及神经精神症状,血象呈大细胞性贫血,中性粒细胞核分叶过多,骨髓穿刺检查细胞呈典型的巨幼性改变可确诊。还需进一步明确叶酸缺乏还是维生素 B_{12} 缺乏,需要测血清叶酸和维生素 B_{12} 水平。

若无条件进行上述检查者,可予诊断性治疗,给予生理需要量的叶酸(0.2mg)口服或维生素 B_{12}(1μg)肌注治疗 10 天左右,患者临床症状、血红蛋白和骨髓细胞改善或恢复者,应考虑巨幼细胞性贫血叶酸或维生素 B_{12} 缺乏,并且可以鉴别叶酸或维生素 B_{12} 缺乏。

【鉴别诊断】

巨幼细胞性贫血应与下列疾病鉴别:

1.再生障碍性贫血 巨幼细胞性贫血出现全血细胞减少时,需与再生障碍性贫血鉴别。骨髓检查增生明显活跃,红系增生,有核细胞呈典型的巨幼变可鉴别。

2.溶血性贫血 巨幼细胞性贫血出现轻度黄疸时需与溶血性贫血鉴别,如温抗体型自身免疫性溶血性贫血、Evans 综合征等。可根据患者网织红细胞计数和间接胆红素的增高程度,特异性试验,如 Coomb's 实验、CD55 和 CD59 等检测结果来鉴别。巨幼细胞性贫血与溶血性贫血比较,网织红细胞计数和间接胆红素轻度增高,特异性试验为阴性。

3.造血系统肿瘤性疾病 如急性髓系白血病 M_6 型、骨髓增生异常综合征等,临床表现为大细胞性贫血,骨髓可见幼红细胞巨幼变等病态造血现象,但血清叶酸、维生素 B_{12} 水平不低,且补充叶酸、维生素 B_{12} 治疗无效。

【治疗】

(一)治疗原发病,祛除诱因

有原发病(如胃肠道疾病、自身免疫病等)的巨幼细胞性贫血,应积极治疗原发病;用药后继发的巨幼细胞性贫血,应酌情停药。

（二）纠正偏食和不良的烹饪习惯

（三）补充叶酸和（或）维生素 B_{12}

1.叶酸缺乏　口服叶酸,每次 5～10mg,每日 3 次;胃肠道吸收障碍者,可用亚叶酸钙肌注,每日 3mg。用至血红蛋白恢复正常。若无原发病,不需维持治疗。如同时有维生素 B_{12} 缺乏,则需同时注射维生素 B_{12},否则可加重神经系统损伤。

2.维生素 B_{12} 缺乏　肌注维生素 B_{12},每次 500μg,每周 2 次;无维生素 B_{12} 吸收障碍者可口服维生素 B_{12} 片剂 500μg,每日 1 次;用至血红蛋白恢复正常。维生素 B_{12} 缺乏伴有神经系统表现者,需要以 500～1000μg,每周一次治疗维持半年到 1 年。恶性贫血患者和胃全切患者,终生需要维持治疗,每月 1 次 100μg 肌肉注射。注意单纯维生素 B_{12} 缺乏者,不宜单用叶酸治疗,否则可加重维生素 B_{12} 缺乏或出现神经系统症状。

【护理要点】

1.休息与活动　参见缺铁性贫血相关内容。

2.饮食护理　进食含叶酸和维生素 B_{12} 丰富的食物,叶酸缺乏者多摄入绿叶蔬菜、水果、谷类和动物肝、肾等。维生素 B_{12} 缺乏者多吃动物肝、肾、禽蛋、肉类、海产品等。避免偏食和长期素食;避免过度烹煮或腌制食物。出现口腔炎、舌炎时注意口腔清洁,饭前、饭后可用朵贝液或生理盐水漱口,可防止感染并增进食欲;食欲减退、腹胀者应进食温凉、清淡的软食,少食多餐,细嚼慢咽,餐后适当运动,促进消化。

3.用药护理　遵医嘱用药,并注意观察药物的疗效及不良反应。肌内注射维生素 B_{12} 偶有过敏反应(皮疹、药物疹),应注意观察,一旦出现立即停药,给予抗过敏治疗。口服叶酸可同时加服维生素 C,能促进叶酸的利用。严重贫血者在补充叶酸和维生素 B_{12} 后,血钾可大量进入新生成的细胞内,导致血钾突然降低,因此,对老年人、心血管疾病病人和进食过少者,应观察有无低钾血表现,同时应多进食含钾丰富的食物,必要时遵医嘱补钾。

注意观察药物疗效:用药后 1～2 天食欲好转,2～4 天网织红细胞增加、1 周左右达高峰,随后血红蛋白上升,1～2 个月后血象、骨髓象恢复正常,半年到 1 年神经系统症状得到改善。

4.健康教育 向病人介绍疾病相关知识,帮助病人调整饮食结构和饮食习惯,多食富含叶酸和维生素 B_{12} 的食物,纠正偏食、长期素食的习惯,避免食物过度烹调。指导婴幼儿、青少年、妊娠和哺乳期妇女增加叶酸和维生素 B_{12} 的摄入量,并指导父母正确喂养婴幼儿。告知病人此病预后良好,消除其紧张、焦虑情绪,促进病人配合治疗和护理,遵医嘱用药。

第三节 再生障碍性贫血

再生障碍性贫血(AA)即再障,是多种病因引起的造血干细胞数量减少或质的缺陷为主所导致的造血障碍,表现为红骨髓总容量减少,代之以脂肪髓,骨髓中无恶性细胞浸润,无网硬蛋白增生,临床上以全血细胞减少为主要表现的一组综合征。几乎半数发生在 30 岁前,西方年发病率 2/100 万人口,亚洲是其 2～3 倍。

【病因】

大多数获得性再障是免疫介导的造血破坏的结果,约 10％的病例存在编码端粒酶成分 TERC 或 TERT 基因突变。目前认为继发性再障可能和以下因素有关:

1.药物 一种和药物剂量有关,系药物的毒性作用,引起的骨髓抑制是可逆的,如各种抗肿瘤药物,甲氨蝶呤、白消安、雌激素等。还有一种是药物的特异性反应,与剂量无关,常见的有氯霉素、砷、金制剂等。

2.病毒感染 肝炎病毒、微小病毒 B19 等。

3.辐射 长期接触 X 线,放射性核素等。

4.化学毒物 抗肿瘤药物、苯以及其代谢产物、酚类、杀虫剂、农药均可抑制骨髓。

5.免疫因素　　再障可继发于胸腺瘤、系统性红斑狼疮和类风湿关节炎等,患者血清中可找到抑制造血干细胞的抗体。

【发病机制】

1.造血干细胞减少或缺陷　　许多再障患者用正常人造血干细胞成功地骨髓移植显示出干细胞异常或缺陷是其发病的原因之一。骨髓 $CD34^+$ 细胞较正常人明显减少,体外长期培养再障的骨髓细胞呈现出造血不良表现。长期培养 AA 的启动细胞(LTC-IC)明显减少或缺乏,CFU-GM,CFU-E 形成能力较正常显著降低。

2.T 细胞功能异常亢进　　细胞毒性 T 细胞直接杀伤和淋巴因子介导的造血干细胞过度凋亡引起骨髓衰竭是再障的主要发病机制。

再障存在天然免疫紊乱。再障骨髓 $CD4^+$ T 细胞上 TOLL 样受体(TLR)上调,$CD8^+$ T 细胞上杀伤细胞免疫球蛋白样受体(KIR)上调。TLR 活化后触发细胞因子的释放,诱导 T 或 B 细胞免疫中共刺激因子的生成,TLR 活化后可诱发 Thl 型 T 细胞免疫亢进。

特异性免疫紊乱。免疫抑制治疗如抗淋巴细胞球蛋白/抗胸腺细胞球蛋白(ALG/ATG)联合环孢霉素 A(CsA)治疗再障的良好临床疗效证实了本病发生的异常免疫损伤理论。介导异常免疫的 T 淋巴细胞分泌可溶性的造血负调控因子 IFN-y,激活 Thl 型细胞进一步分泌 $IFN-\gamma$、IL-2、$TNF-\alpha$ 等细胞因子,这些造血负调控因子通过诱导造血干细胞表面 Fax 表达增高,在促凋亡因子的协同作用下通过 Fas/FasL 途径导致造血干细胞凋亡;$IFN-\gamma$ 在再障病理生理过程中发挥关键性的作用;$CD8^+$ T 细胞内 $IFN-\gamma$ 水平的变化与免疫抑制治疗的疗效相关,并为再障复发的可靠预测指标之一。

调节性 T 细胞缺陷。调节性 T 细胞(Tregs)是以细胞表面表达 CD4 和 CD25,细胞内表达转录因子 FOXP3 为特征,通过抑制自身反应性 T 细胞而抑制自身免疫的发生和发展。转录因子 NFAT1 与 FOXP3 启动子结合后诱导其表达。再障患者均有 Tregs 的降低,FOXP3 蛋白和 mRNA 水平也明显降低,NFAT1 蛋白水平低至测不出。$CD4^+CD25^+$ Treg 细胞在诱导和维持自身免疫耐受性和阻止自身免疫中起着重要作用。Tregs 能够抑制和调节 $CD4^+$ 和 $CD8^+$ T 细胞的活化和增殖,起到负调节作用。有研究发现再障患者的 Tregs 细胞数量明显减少,Treg 细胞缺乏与自身免疫性骨髓衰竭明显有关。再障治疗后获缓解者,其 Tregs 的输注可改善淋巴细胞输注诱发的全血细胞减少。T 细胞内的 mTOR/S6 信号转导途径活化可能参与难治/复发再障的发病。

T-bet 表达增加。T-bet 选择性地表达于 Th1 细胞,T-bet 在再障中表达上调,T-bet 蛋白与 IFN-γ 启动子区结合,是 IFN-γ 基因强有力的转录激活剂,诱导 IFN-γ 的产生。在 Th1 细胞的分化中起决定性作用。T-bet 还能将分化中的效应性 Th2 和已完全分化的 Th2 细胞逆转为 Th1,产生大量的 IFN-γ,抑制 Th2 型细胞因子(如 IL-4、IL-5 等)的产生。

B 细胞功能紊乱。再障主要与 T 细胞功能紊乱有关,但同样也发现了自身抗体。Hirano 等发现 39% 的再障患者存在抗 kinectin 抗体,正常人及其他自身免疫性疾病中未检出该抗体,可能该抗体为再障所特有。Feng 等发现抗地西泮结合相关蛋白 1(DRS-1)抗体与再障免疫机制关联,携带 DRS-1 抗体的再障患者对 IST 治疗效果较好,在 PNH^+ 的再障患者中 DRS-1 抗体检出率为 38%。约 37% 的再障患者可检测到抗膜突蛋白抗体,该抗体可影响造血细胞的功能和活力。有认为,抗膜突蛋白抗体、PNH 克隆和抗 DRS-1 三种指标的联合检测对评估再障的免疫发病机制有帮助。

3.造血微环境支持功能缺陷 造血微环境包括基质细胞及其分泌的细胞因子,起支持造血细胞增殖及促进各种细胞生长发育的作用。已发现再障骨髓成纤维细胞集落形成单位(CFU-F)和基质细胞产生的集落刺激活性(CSA)降低。中国医学科学院血液学研究所观察到再障骨髓基质细胞萎缩、脂肪化、静脉窦壁水肿、出血、毛细血管坏死、CFU-F 减少,急性再障较慢性再障损伤更严重。多数体外试验表明,再障骨髓基质细胞生成造血生长因子（HGF）并无异常,再障患者血及尿中红细胞生成素（EPO）、粒-巨噬细胞集落刺激因子（GM-CSF）、粒细胞集落刺激因子（G-CSF）水平增高;但再障患者 IL-1 生成减少。有研究证实再障患者造血干/祖细胞,尤其是 BFU-E 对 EPO、EPO＋IL-3 及 EPO＋SCF 反应性明显低于正常对照,甚至缺乏反应性。Wodnar-Filipowicz 等检测了 32 例重型再障患者血清可溶性干细胞因子（SCF）水平,发现重型再障患者血 SCF 水平低于正常对照者,理论上 HGF 就可以治愈再障。事实上,大量临床治疗结果表明,HGF（包括 SCF）只能一过性升高患者外周血细胞水平,并不能改变疾病的自然病程。虽然造血微环境不是引起再障的始因,但可加重病情。

4.遗传因素　流行病学资料发现再障也与特定的 HLA 相关。再障患者常有 HLA-DR2 型抗原连锁倾向,儿童再障 HLA-DPW3 型抗原显著增高,患者家属中常有造血祖细胞增殖能力明显降低,并可见家庭再障。HLA-DR2 高表达的再障患者对 CsA 治疗有较高的敏感性。

端粒位于线性染色体的末端,由 5～15kb 的重复序列（前导链 TTAGGG,滞后链 CCCTAA）组成,维持染色体的完整性。端粒长度的维持需要端粒酶,端粒酶主要由 3 种组分构成:端粒酶 RNA 组分（TERC）、逆转录酶组分（TERT）、端粒酶相关蛋白（TP）。约 1/3 获得性再障存在端粒 DNA 长度的缩短,并推测因端粒酶活性降低所致。约 10％再障患者发现端粒酶基因突变,主要为 TERC 或 TERT 基因突变。TERC 基因突变主要集中于它的假结节区、CR4-CR5 区,突变可能通过影响 TERC 与 TERT 分子之间的结合而降低端粒酶活性。TERT 分子各结构域内均检测到再障发病相关突变基因;如位于逆转录酶区的突变 Y772C（第 772 位半胱氨酸取代酪氨酸）、位于 C 端结构域的突变 V1090m（蛋氨酸取代缬氨酸）等。如 1 例男性 26 岁再障患者,发现 TERT 分子 N 端结构域突变 K570N（天冬酰胺取代赖氨酸）,其外周血粒细胞端粒 DNA 长度 3.8kb（同龄正常人群 8.6kb）、淋巴细胞端粒 DNA 长度 3.1kb（正常人群 7.5kb）,体外转染 K570N 突变的重组细胞端粒酶活性明显降低仅为野生型细胞的 1％。TERT 突变基因携带者体内造血细胞数量较没有基因突变者显著减少。端粒重复结合因子 1（TRF1）与端粒 DNA 结合，抑制端粒与端粒酶结合时端粒酶末端弯曲成襻，Savage 等发现 TRF1 内含子 9 第 36192 位核苷酸胸腺嘧啶取代胞嘧啶所引起的突变可能是再障发病的危险因素。在一个 183 例免疫抑制剂治疗临床观察中，端粒较短者再障复发的可能性更高，发生 AML 的风险增加，骨髓细胞染色体不稳定性增加。

【临床表现】

1.重型再障（SAA） 起病急，贫血进展迅速，多伴随严重出血和感染。常表现为多部位出血，如皮肤、黏膜、消化道、眼底以及颅内出血等。感染不易控制，高热以及中毒症状多是肺炎、全身严重感染的表现。

2.非重型再障（NSAA） 起病较缓慢，进行性乏力，或血小板减少引起皮肤出血点、紫癜、鼻出血、月经过多，或因白细胞减少引起感冒、呼吸道感染。进行性加重的贫血是其主要特征。

3.体检 皮肤黏膜苍白，皮肤、黏膜、结膜和眼底可见瘀点或瘀斑。浅表淋巴结和肝、脾一般无肿大。疾病晚期、多次输血或严重感染、肝炎后再障患者可偶有脾脏肿大。

【实验室检查】

1.全血细胞计数、网织红细胞计数、血涂片以及胎儿血红蛋白 外周血象通常为全血细胞减少，非重型再障早期可呈两系减少，中性粒细胞绝对值计数降低。校正的网织红细胞计数明显减低<1％；网织红细胞绝对值<15×10⁹/L。进行血涂片检测有助于发现中性粒细胞发育不良、异常的血小板、幼稚细胞以及其他异常的细胞，如毛细胞（见于毛细胞性白血病），单核细胞缺乏可能提示毛细胞性白血病。对于儿童患者，在输血前应进行胎儿血红蛋白检测，以和儿童 MDS 鉴别。

2.骨髓检查 骨髓象增生减低或重度减低，粒、红两系均严重减少，淋巴细胞、浆细胞、组织嗜碱细胞、网状细胞等非造血细胞增多。巨核细胞缺乏是诊断再障重要的依据。

3.肝功能及病毒检测　肝炎后再障患者通常发生于急性肝炎感染2～3个月后,患者多为年青男性。需检测血液中甲、乙、丙肝炎抗体以及 EB 病毒。如果考虑移植,还需要进行巨细胞病毒以及其他的病毒血清学检测。微小病毒 B19 引起纯红细胞再障。HIV 病毒引起全血细胞减少。因此推荐在再障确诊前,需排除全血细胞减少的原因。

4.维生素 B_{12} 和叶酸水平　检测血维生素 B_{12} 和叶酸水平以排除巨幼细胞性贫血。如果维生素 B_{12} 或叶酸缺乏,需先进行纠正,之后才可进行再障诊断。

5.自身抗体检测　系统性红斑狼疮同时伴随全血细胞减少,可能原因是:①自身免疫抗体引起的;②伴随骨髓纤维化;③低增生骨髓。因此,需要对所有再障患者进行抗核抗体及抗 dsDNA 检测。

6.PNH 克隆　目前,已经不再采用 Ham's test 和糖水溶解试验的检测方法诊断 PNH,而是用流式细胞术测定 GPI 锚定蛋白 CD55、CD59 水平。在近期输血的患者中,Ham's test 多为阴性而流式细胞术则可以得到阳性结果。然而小 PNH 克隆在再障中的临床意义目前尚不肯定,这些克隆可能持续存在、消失或增加。尿含铁血黄素检测将可以排除血管内溶血。PNH 相关性溶血程度应通过网织红细胞计数、血清胆红素、转氨酶和乳酸脱氢酶定量来判断。

7.细胞遗传学检查　再障患者因为骨髓的低增生性,难以获得足够的中期分裂相细胞,进行骨髓的细胞遗传学检查具有一定难度。FISH 技术的开展对检测再障患者的染色体具有重要的意义。不仅是 MDS 患者可能出现异常克隆,12% 的再障患者也可能伴随着细胞的克隆异常。这些异常多发生在 7 号染色体。

8.其他　在诊断再障时,检测外周血白细胞端粒 DNA 长度来判断预后,检测 TERC 和 TERT 相关突变基因,协助选择治疗方案。如携带上述突变基因者对免疫抑制剂治疗均无明显疗效,突变携带者对雄激素治疗有效,G305A 突变携带者对达那唑治疗有效,携带 G450A 多态性基因对 IST 疗效好。选择合适的干细胞移植供者时,必须考虑供者的端粒突变。

【诊断和鉴别诊断】

(一)诊断

1.一般标准

(1)全血细胞减少,网织红细胞绝对值减少。

(2)一般无肝脾肿大。

(3)骨髓至少一个部位增生减低或重度减低(如增生活跃,须有巨核细胞明显减少),骨髓小粒非造血细胞增多,骨髓活检提示造血组织减少,脂肪组织增加。

(4)除外引起全血细胞减少的其他疾病。

(5)抗贫血药物治疗无效。

2.重型再障的诊断标准

(1)临床表现:发病急,贫血进行性加剧,常伴随严重感染、内脏出血。

(2)血象:除血红蛋白下降较快外,须具备下列三项中的两项:①网织红细胞<1%,绝对值<15×10^9/L。②白细胞明显减少,中性粒细胞绝对值<0.5×10^9/L。③血小板<20×10^9/L。

(3)骨髓象:①多部位增生减低,三系造血细胞明显减少,非造血细胞增多。如增生活跃,有淋巴细胞增多。②骨髓小粒中非造血细胞及脂肪细胞增多。

3.非重型再障的诊断标准

(1)临床表现:发病缓慢,以贫血表现为主,感染、出血均较轻。

(2)血象:血红蛋白下降速度较慢,网织红细胞、白细胞、中性粒细胞及血小板高于重型再障。

(3)骨髓象:①三系或两系减少,至少一个部位增生不良,如增生良好,红系中常有晚幼红细胞比例升高,巨核细胞明显减少。②骨髓小粒中非造血细胞及脂肪细胞增加。

4.诊断流程

(1)明确临床特征。

(2)排除骨髓低增生所导致的可能造成全血细胞减少的诱因。

(3)排除遗传性再障。

(4)明确潜在的再障诱因。

(5)明确或排除伴随的遗传学异常或 PNH 克隆。

(二)鉴别诊断

1.贫血　严重的铁缺乏、维生素 B_{12} 和叶酸不足,亦可引起全血细胞减少。若存在铁、维生素 B_{12} 和叶酸缺乏,须纠正之后再评价造血功能。

2.溶血性疾病　最主要的是阵发性睡眠性血红蛋白尿症(PNH),典型 PNH 有血红蛋白尿发作,易鉴别。不典型者无血红蛋白尿发作,全血细胞减少,骨髓可增生减低,易误诊为再障。但该病主要特点是:动态随访,终能发现 PNH 造血克隆。对于受累红细胞<10% 的 PNH,溶血检查常为阴性,不能检测出 PNH 克隆的存在。通过流式细胞术检测造血细胞 GP1 锚链蛋白(CD55、CD59)的表达水平是诊断 PNH 的敏感方法。目前认为 PNH 克隆是从粒细胞逐渐发展到红细胞,首先受累的是造血祖细胞;当外周血细胞尚无 GPI 锚链蛋白分子缺陷时,骨髓细胞可能已有 GPI 锚链蛋白分子缺陷,因此检测骨髓细胞比外周血细胞更有意义。部分再障患者也会出现少量 PNH 克隆,其表达水平可以保持不变、减少、消失或是增加。若这些患者有实验室或临床证据表明存在溶血,应诊断为 PNH。尿含铁血黄素试验阳性提示存在长期血管内溶血,有利于 PNH 的诊断。网织红细胞计数、间接胆红素水平、转氨酶和乳酸脱氢酶定量对于评价 PNH 的溶血也有一定作用。

Evans 综合征和免疫相关性全血细胞减少症。前者可测及外周成熟血细胞自身抗体(coombs 试验阳性),后者可测及骨髓未成熟血细胞膜上自身抗体。这两类血细胞减少患者 Th2 细胞比例增高、CD5$^+$ 的 B 淋巴细胞比例增高、血清 IL-4 水平增高,对肾上腺糖皮质激素和(或)

大剂量静脉免疫球蛋白治疗反应好。

3.免疫系统疾病 B细胞功能亢进的疾病,如系统性红斑狼疮、免疫相关性血细胞减少症,可以产生抗造血细胞的自身抗体,引发造血功能衰竭。系统性红斑狼疮还可引起骨髓纤维化,疑为系统性红斑狼疮等结缔组织病应检查抗核抗体及抗 dsDNA 抗体等。

4.低增生性 MDS 低增生性 MDS 很难与再障相鉴别。但低增生性 MDS 周围血单核细胞往往增多,并可见幼稚细胞;骨髓两系或三系细胞呈病态造血,部分患者骨髓活检显示网硬蛋白增生及不成熟前体细胞异常定位(ALIP)现象。另外,通过有核红细胞糖原染色、小巨核酶标、白血病集落形成单位(CFU-L)及染色体核型细胞遗传学检查等亦有助于两者间的鉴别。因骨髓增生低下,细胞数少,难以获得足够的中期分裂相细胞,采用 FISH 方法可提高检出率。在儿童再障中出现遗传学异常,尤其是＋7 常提示为 MDS。在疾病的过程中可能会出现异常细胞遗传学克隆。目前推荐的 FISH 套餐是 5q31、CEP7、7q31、CEP8、20q、CEPY 和 p53。2008 年 WHO 关于 MDS 诊断分型标准中认为,单有-Y,＋8 或 20q-的难治性血细胞减少者,若无明确病态造血,不能依遗传学异常而诊断为 MDS,应动态观察。对此的解释是,这些患者常常对免疫抑制治疗有较好效果。

5.低增生性 ALL 低增生性 ALL 发病率占儿童 ALL 的 1%～2%。有些患儿可能在骨髓衰竭后 3～9 个月进展为 ALL,中性粒细胞减少较血小板减少更为严重。白细胞减少的低增生性 ALL 可呈慢性过程,早期肝、脾、淋巴结未肿大,外周血全血细胞减少,骨髓增生减低。仔细观察血象及多部位骨髓象,可发现原始淋巴细胞明显增多,骨髓活检和免疫分型及 TCR、IgH 检测有助于与再障的鉴别诊断。

6.低增生性 AML 特别是白细胞减少的白血病和低增生性白血病,早期肝、脾、淋巴结不肿大,外周全血细胞减少,易与再障混淆。仔细观察血象及多部位骨髓,可发现原始粒或原始(幼)单核细胞明显增多。部分急性早幼粒细胞白血病、伴 t(8;21)易位的 NALL(M2)可有全血细胞减少,骨髓分类多可鉴别之。

7.毛细胞性白血病 毛细胞性白血病表现为全血细胞减少,伴有持续性的单核细胞减少。骨髓穿刺术可能出现"干抽"现象。骨髓活检可以见到毛细胞浸润以及网硬蛋白增加。免疫表型显示 $CD20^+$,$CD11c^+$,$CD25^+$,$FMC7^+$,$CD103^+$,$CD5^-$,$CD10^-$ 和 $CD23^-$ 肿瘤细胞。30%～40%患者可能出现脾肿大,毛细胞白血病者经切脾和干扰素治疗能有较好效果。

8.肿瘤骨髓转移 晚期肿瘤(尤其胃癌、肺癌、卵巢癌)发生骨髓转移浸润,可导致造血功能降低,血象表现为全血细胞减少。骨髓穿刺和活检检查可见到转移的肿瘤细胞。部分患者可显示原发病的症状与体征,通过免疫分型、基因重排将有助于鉴别诊断。

9.脾功能亢进症 脾功能亢进症所致的血细胞过度消耗,如肝硬化、结缔组织病、恶性淋巴瘤等均可呈全血细胞减少,易与再障混淆。这类疾病脾脏均明显肿大,骨髓检查显示骨髓造血细胞增生活跃,并可发现相应的异常细胞。

10.骨髓纤维化 慢性病例常有脾肿大,表现为全血细胞减少和骨髓增生减低,骨髓常干抽。骨髓活检见到网硬蛋白增加和纤维细胞。骨髓纤维化因出现髓外造血,血涂片可以见到不成熟造血细胞。无脾肿大的骨髓纤维化继发于恶性肿瘤的可能性大。

11.先天性再障 范科尼贫血(FA)常称为先天性再障,是一种遗传性干细胞质异常性疾病。表现为一系/两系或全血细胞减少,可伴发育异常(皮肤色素沉着、骨骼畸形、器官发育不全等),高风险发展为MDS、AL 及其他各类肿瘤性疾病;实验室检查可发现"范可尼基因"、外周血细胞染色体受丝裂酶素 C 或 DBA 试剂作用后极易断裂。因有较大年龄的范科尼贫血病例报道,其筛查的上限年龄尚难确定。先天性角化不良可以通过典型临床特征和基因突变加以鉴别。

12.感染 肝炎后再障的肝炎病原学检查多为阴性。病毒感染,如EBV、CMV 很少引起造血功能衰竭,但慢性活动性 EBV 感染致淋巴细胞增殖性疾病者,会发生造血功能衰竭。微小病毒 B19 可导致纯红细胞再障。分枝杆菌,尤其是非典型分枝杆菌感染会出现全血细胞减少和骨髓增生低下。骨髓检查还可发现肉芽肿、纤维化、骨髓坏死等。嗜酸性坏死常见于非典型结核杆菌感染。疑为结核者,应送骨髓液行分枝杆菌培养。

【治疗】

(一)支持治疗

1.成分输血　输注红细胞、血小板可以一定程度上缓解患者症状。但是多次输注容易诱发产生抗血小板抗体,同时增加造血干细胞移植后的排斥反应,故再障患者需要输血应输注经过照射及 CMV 阴性的血制品。严重贫血尽可能输注洗涤红细胞或去白细胞的浓缩红细胞,血小板计数低于 $20 \times 10^9/L$ 且有危及生命的出血时,应输注单个供血者采集的血小板悬液。

2.造血生长因子　单用集落刺激因子效果不明确,在免疫抑制剂治疗的同时联合集落刺激因子可提高疗效。GM-CSF 或 G-CSF $300\mu g$/次皮下注射,每周 3 次,第二个月每周两次,第三个月每周 1 次。EPO 6000U/次,疗程同上。

3.预防及治疗感染　清洁皮肤、口腔、肛门,预防感染。重型再障做好隔离护理,住层流室。给予易消化的饮食,避免便秘。确定的感染应用特异敏感的抗生素进行强有力的治疗,及时、反复送血、痰等标本做细菌培养和药敏试验。

(二)针对性治疗方案

1.非重型再障治疗策略　对于不依赖红细胞及血小板输注的 NSAA 患者,应定期监测其外周血血象,如果病情进展为输血依赖性的,应及时予以标准的免疫抑制治疗(IST);输血依赖性的 NSAA 患者应及早接受 ATG＋CSA 治疗,经过 3～6 个月治疗有效果的患者,维持 CsA 治疗＞6 个月或外周血细胞水平完全恢复后 CsA 缓慢减量;如经过 4～6 个月(ATG＋CSA)治疗无效果者,年龄在 50 岁以下或 50～60

岁之间身体状况良好的患者可考虑骨髓移植,或者可考虑行第二疗程ATG治疗,如第二疗程ATG治疗4~6个月时仍无效或疾病进展为SAA,则按SAA治疗。

端粒DNA缩短或端粒酶突变的再障患者,对雄激素治疗有一过性的反应,雄激素通过自身芳香化为雌激素及雌激素的受体途径,激活造血干细胞的端粒酶活性,故肝功能好者可加用安特尔治疗。

2.重型再障治疗策略 重型再障宜及早行HLA相合同胞供体的allo-BMT或ATG+CSA的强化IST:①<40岁,选择HLA相合同胞供体的allo-BMT;未找到合适供体的行免疫抑制治疗(ATG-I-CSA)。②>40岁,选择ATG+CSA治疗。③接受ATG+CSA治疗患者,经过4个月治疗有效果的患者,维持CsA治疗>6个月或外周血细胞水平完全恢复后CsA缓慢减量;如经过4个月(ATG+CSA)治疗无效果者,可进行第2疗程的(ATG+CSA)治疗,或者考虑无关供体配型骨髓移植。

3.SAA的同胞供者异基因骨髓造血干细胞移植 对于重型再障患者,首选治疗是进行HLA相合同胞供者异基因骨髓造血干细胞移植(HSCT),<16岁儿童生存率为91%,>16岁的患者为74%。来源外周血的干细胞增加慢性GVHD危险。BM-HSCT的适应证:①重型再障患者年龄小于40岁,最大年龄不应超过45岁;②有HLA相合的同胞兄弟姐妹做供体;③既往无或少许输注血液制品史的早期患者;④无明显感染迹象。

若有HLA相合供体,应尽早进行HSCT,以避免因输血使患者对供者次要组织相容性抗原致敏,导致移植排斥发生率升高,降低移植成功率及长期存活率。

年龄<30岁年轻患者的预处理:采用非清髓和高强度免疫抑制方案以预防移植排斥和GVHD。目前标准的方案是:CTX 50mg/(kg·d)×4天,在第1,2,3剂CTX后12小时给予ATG 30mg/kg,静脉输注10~12小时,在最后1剂CTX后36小时输髓。为减少ATG副作用,

于 ATG 输注前应用甲泼尼龙 2mg/kg。推荐的移植后免疫抑制处理方案为：①CsA 2.5mg/kg，Bid，从移植前一天开始用，持续用药 12 个月预防晚期移植排斥反应；②短疗程 MTX：移植后第一天给予 MTX 15mg/m²，之后分别在第 3,6,11 天给予 10mg/m²。

年龄＞30 岁的预处理方案：对于 30～50 岁的患者，可能等待无关供体异基因骨髓 HSCT，最优的预处理方案还不明确。40 岁以上的患者如果有条件进行骨髓移植，建议给予低强度的预处理，CTX 1200mg/m²，氟达拉滨 120mg/m²，ATG 或者阿仑单抗。30～40 岁的患者也可以采用类似的方案。无关供体 HSCT 儿童生存率为 75％，＞16 岁成人为 63％。约 5％～40％的患者没有配型的同胞供体，也没有适宜的无关供体，有应用非亲缘脐带血中的造血干细胞移植，由于脐血中有核细胞数少及较高的排斥反应，通常再障患者不采用脐血移植。但是，若脐血含充足的细胞数，新的预处理方案，改变脐血给予的途径（如骨髓内），可能还是一种期待的方法。

虽然照射可以降低排斥反应的风险，但是对提高生存率没有明显改善，并且可能增加继发实体瘤的可能性，同时影响患儿的生长发育。因此目前在再障 HSCT 中不建议进行照射预处理。

4.再障的免疫抑制治疗 适应证：①是依赖输血的非重型再障患者的一线治疗；②不依赖输血的非重型再障患者，有明显的粒缺伴随继发感染的高风险；③年龄＞40 岁的重型再障患者；④＜40 岁的重型再障无 HLA 相合同胞供者的患者。IST 疗效反应率似不受病因学（如肝炎、病毒接触史、PNH/AA 综合征）的影响，但单用 ATG 治疗 SAA 反应率明显低于 ATG＋CsA；ATG＋CsA 治疗 NSAA 反应率明显高于单用 CsA 者。由于联合治疗的疗效优于任何单一用药，ATG＋CsA 的联合方案已成为目前再障的标准疗法，具体用法为马 ATG［20mg/(kg·d)×4d]或兔 ATG［3.5mg/(kg·d)×5d]联合 CsA［12～15mg/(kg·d)，分 2 次口服，连续 6 个月]。NIH 和欧洲多中心研究表明 5 年总体生存率(OS)75％～80％；接受 ATG＋CsA 治疗儿童 VSAA 疗效优于 allo-BMT。ATG 治疗反应一般发生于 6 个月内,通常在 1～2 个月可观察到病情的好转,2～3 个月脱离血制品输注,但也有较晚起效者。ATG 治疗 3 个月有效率 50％,治疗 6 个月有效率 70％～75％,IST 有效,也说明这些患者发病可能源于自身免疫。IST 有效者应持续服用 CsA,逐渐减量至维持剂量,早期或骤然停用 CsA 可致病情加重或反复。当 CsA 用至 6 个月撤掉时,30％～35％的患者会复发,若延长应用 CsA,并缓慢逐渐减量,复发的危险性约 13％～16％。大约 1/3 的再障患者依赖 CsA,需要小剂量长期维持。当第一疗程 ATG 治疗后复发,或者第一疗程没有反应,可给第二疗程 ATG 治疗,开始是马 ATG,第二疗程则应改为兔 ATG,对复发患者有效率可达 65％,第一疗程无效者第二疗程反应率约 30％,但日本一组 52 例儿童再障的疗效仅 11％。老年人是否应用 IST,取决于疾病的严重性,主要是中性粒细胞减少的严重性。ATG 治疗之后,患者感染、出血、心血管事件有增加的风险。

　　ATG 常见近期不良反应包括急性过敏反应(发热、寒战、多形性皮疹、高血压、低血压等)、血清病反应(皮疹、非感染性发热、关节疼痛、肌痛、浆膜炎、淋巴结病或外周血淋巴细胞浆细胞增多)等。前者多发生于治疗最初的几天,后者则常发生于接受 ATG 输注后的 14 天内,防治以小剂量皮质类固醇激素为主。其他不良反应还包括引起血小板和中性粒细胞减少、肝肾功能损害、心律失常等。中性粒细胞减少可发生致命的感染。SAA 患者接受强化 IST 达缓解数年后可能并发克隆性疾病,如 PNH、MDS、AML 及实体肿瘤等,在 IST 11 年后,其发生率分别为 PNH 10％,MDS 或 AML 为 8％,实体肿瘤为 11％。染色体改变多见于 7 号和 8 号染色体。对可能演变为 MDS 或 AML 的危险因素是:①重复的应用 ATG;②年龄较大者;③在用 ATG 和 CsA 的同时长期用较大量的 G-CSF;④短的端粒 DNA 长度。

　　5.免疫抑制治疗的疗效预测　IST 无效的可能原因有:①IST 治疗的剂量和疗程不充足,不标准;②不可逆的干细胞损伤;③非免疫介导的再障。

　　预测 IST(ATG/CsA)疗效反应是目前 SAA 临床研究的热点领域之一,因为这可为 IST 后进一步治疗(解救或替代治疗)方案的制订提供更多的信息,从而减少治疗的被动性和盲目性。①CsA 血药浓度:起始治疗 2 周时 CsA 血药浓度与疗效反应相关;②IFN-γ 水平:采用流式细胞术测定 T 淋巴细胞内 IFN-γ 的水平能区分出大多数治疗有效和无效的患者,IFN-γ 的表达水平与临床进程密切相关;③HLA-DR15 表达和 IST 临床反应显著正相关;④伴有 PNH 克隆 SAA 患者对 IST 治疗反应率较高,年轻且有 HLA 相合同胞供者的 PNH-SAA 患者 IST 有效率低,应首选移植,而 PNH＋SAA 患者则宜首选 IST;⑤VSAA 及 rHuG-CSF 治疗无反应者 IST 疗效欠佳,因此宜首选 HLA 相合的同胞供者 allo-BMT;⑥端粒 DNA 长度短的再障患者,IST 初治也有效,但易复发,且是易发生细胞遗传学异常,演变为 MDS 或 AML 的危险因素。

　　6.其他的免疫抑制剂

　　(1)环磷酰胺(cy):大剂量的 cy(200mg/kg 体重),在没有干细胞支持治疗时,在 ATG 没有疗效的患者中,50％的患者引起持久的反应,但是会明显延长血细胞减少期,患者暴露到致命的真菌感染的高危险中,并延长住院天数,远期不排除发生克隆演变的危险。

　　(2)抗 CD52 单克隆抗体:目前正在观察评估用 alemtuzumab 治疗再障,每天 100mg,共 5 天,同时用 CsA,显示 18 例患者中 9 例有效。复发较常见,但是再次治疗有效。

　　(3)抗 IL-2R:Daclizumab 治疗非严重型再障有效率约 40％。

【护理措施】

　　1.休息与活动　轻、中度贫血,可适当下床活动,重度贫血、缺氧症状严重或合并感染者应卧床休息。血小板计数低于 $50×10^9/L$ 时应减少活动,增加卧床时间,防止外伤;血小板计数低于 $20×10^9/L$ 或有严重出血时,应绝对卧床休息。

2.病情观察 注意观察病人的乏力、易倦、头晕、头痛、耳鸣、心悸气短、伴黏膜苍白等贫血症状有无好转或加重,密切观察病人的心脏功能,警惕出现贫血性心力衰竭。注意观察病人生命体征变化,尤其是体温的变化和热型,并随时观察抗生素的疗效,有无其他系统的感染,如呼吸系统、消化系统和泌尿系统等部位的感染征象。同时应警惕败血症发生,必要时抽血送培养。观察皮肤、黏膜有无出血斑点,有无内脏及颅内出血的症状和体征,应注意出血的部位、出血量和时间。如病人出现头痛、视物模糊、恶心、喷射状呕吐等,应警惕颅内出血的发生。及时了解血象及骨髓象的变化,观察有无药物的不良反应。

3.饮食护理 给予高蛋白、高热量、高维生素、易消化的饮食。血小板减少者应进软食或半流质,避免过硬、粗糙、刺激性食物;有消化道出血者应禁食或给予冷流质饮食,待出血停止后再逐渐恢复普通饮食;保持大便通畅,大便时不可过于用力,必要时用开塞露等协助排便,避免腹内压增高引起出血。有感染发热时,少量多餐,保证充足的水分和热量供给;指导病人注意饮食卫生,不吃生冷食物、水果削皮后食用,以防止胃肠道感染。

4.对症护理

(1)贫血的护理:参见贫血相关内容。

(2)出血的预防和护理。

(3)感染的预防和护理。

5.用药护理

(1)免疫抑制剂的不良反应及预防:①抗淋巴/胸腺细胞球蛋白(ALG/ATG):ALG 和 ATG 治疗过程中可出现超敏反应、出血加重、继发感染和血清病(猩红热样皮疹、关节痛、发热)等副作用,用药前需做过敏试验,用药过程中密切观察并应用糖皮质激素防治药物副作用。②环孢素:定期检查肝、肾功能,观察有无牙龈增生及消化道反应。③环磷酰胺:鼓励病人多饮水,以防止出现出血性膀胱炎。④糖皮质激素:可引起肾上腺皮质功能亢进,机体抵抗力下降等,应密切观察有无诱发或加重感染,血压上升,腹痛及黑便等。

（2）雄激素的不良反应及预防:①常见不良反应有男性化作用,如痤疮、毛发增多,女病人停经或男性化等,一般在停药后消失,用药前应向病人说明以消除疑虑。②丙酸睾酮为油剂,不易吸收,需深部缓慢分层肌内注射,更换注射部位,以防形成硬结,发现硬结及时理疗,以促进药物吸收,避免感染。③口服司坦唑醇、达那唑等易引起肝脏损害和药物性肝内胆汁淤积,治疗过程中应注意有无黄疸,并定期检查肝功能。

（3）造血生长因子的不良反应及预防:本类药物用药前应做过敏试验,用药期间定期检查血象。①G-CSF 皮下注射,病人偶有皮疹、低热、氨基转移酶升高、消化道不适、骨痛等不良反应,一般在停药后消失。②GM-CSF 注射后,病人可出现发热、骨痛、肌痛、胸膜溶液、静脉炎、腹泻、乏力等,严重者可见心包炎、血栓形成。③EPO 可静脉注射或皮下注射,用药期间应监测血压,偶可诱发脑血管意外或癫痫发作,应密切观察。

（4）抗生素的使用:遵医嘱给予抗生素,要现配现用,给药时间和剂量要准确,同时观察药物的疗效和不良反应。

6.**心理护理**　本病,尤其是 SAA 的预后较差,病人常出现焦虑、悲观、失望等消极情绪,护士应关心体贴病人,做好护患沟通,建立良好的护患关系,了解病人对疾病的认识程度,观察病人的情绪反应,及时给予有针对性的心理疏导和支持。帮助患者认识消极的情绪对身体的不良影响。向病人及家属讲解 AA 的相关知识,如药物方面,说明免疫抑制剂、雄激素类药物是治疗再障较有效的药物,提高病人的遵医行为。

7.健康教育

（1）知识普及:向病人及家属介绍引起再障的常见原因,指导病人尽量避免接触损害骨髓造血的物理及化学因素;不可滥用抗生素及解热镇痛药物,如氯霉素、磺胺、保泰松等。

（2）用药指导:按医嘱坚持用药,了解药物的不良反应及预防措施。

（3）自我护理:以乐观积极的心态对待疾病,保持心情舒畅;鼓励患者适当参加户外活动,注意劳逸结合;教会患者避免外伤以及防治出血的简单方法;注意个人卫生和饮食卫生,注意保暖,避免受凉感冒,尽量少去公共场所,防止交叉感染;定期复查等。

(4)定期体检:因职业所需凡从事与易患因素有关的人员,应做好防护措施,提高保护意识,定期检查血象、骨髓象。

第四节　溶血性贫血

溶血性贫血(HA)是指红细胞寿命缩短、破坏速度超过骨髓的造血代偿能力时所发生的一组贫血。临床主要表现为贫血、黄疸、脾大、网织红细胞增高及骨髓中红系造血细胞代偿性增生。我国溶血性贫血的发病率约占贫血的 $10\%\sim15\%$,个别类型的溶血性贫血具有较强的民族性或区域性分布。

溶血性贫血按红细胞被破坏的原因可分为遗传性和获得性两大类;按溶血发生的场所可分为血管外溶血和血管内溶血;按发病机制可分为红细胞自身异常所致的溶血性贫血与红细胞外部异常所致的溶血性贫血,前者主要与遗传因素有关,后者多由获得性因素引起,此分类体系在临床上较为常用。

【病因与发病机制】

1.病因

(1)红细胞自身异常:①红细胞膜异常:遗传性球形红细胞增多症、遗传性椭圆形红细胞增多症等。②遗传性红细胞内酶缺乏:葡萄糖-6-磷酸脱氢酶缺乏、丙酮酸激酶缺乏。③珠蛋白和血红素异常性溶血:地中海贫血、异常血红蛋白病、红细胞生成性血卟啉病。

(2)红细胞外部异常:①免疫因素:新生儿溶血性贫血、血型不合输血后溶血、自身免疫性溶血性贫血、药物性免疫性溶血性贫血。②化学因素:苯、磺胺药、亚硝酸盐等。③生物因素:蛇毒、毒草中毒、细菌、病毒等。④物理和机械因素:大面积烧伤、人造心脏瓣膜、微血管病性溶血性贫血等。

2.发病机制

(1)溶血机制:①红细胞膜的异常:是溶血发生的主要机制。红细胞特殊的双凹圆盘形态及结构特点使其具有可塑变形性、悬浮稳定性与渗透脆性的生理特征,能够抵御一定的外力作用、低渗环境的影响或在通过狭小的微循环管道时不受破坏。红细胞膜的正常结构是保持红细胞正常功能的重要条件。任何红细胞膜的异常,都会导致红细胞易于被破坏而发生溶血。②红细胞酶和能量代谢异常,使红细胞膜的完整性受损而引起溶血。③血红蛋白异常,使分子间易发生聚集或形成晶体,导致红细胞硬度增加,无法通过直径比它小的微循环而被破坏,如地中海贫血。④物理和机械原因使红细胞受到破坏而发生溶血。⑤化学毒物或生物毒素可直接破坏红细胞膜蛋白和脂类,使膜溶解,发生溶血。

(2)不同的溶血场所及血红蛋白的降解途径:

①血管外溶血:指红细胞在单核-吞噬细胞系统内,主要是脾脏内被破坏而发生的溶血。以慢性溶血为主。红细胞破坏后释出的血红蛋白可分解为珠蛋白、铁和卟啉。卟啉降解为游离胆红素,在肝内生成结合胆红素,经肠道细菌还原成尿胆原,大部分氧化为尿胆素随粪便排出;小部分通过“胆红素的肠肝循环”重新入血。其中部分经肾小球滤过,以尿胆原的形式随尿排出。

②血管内溶血:指红细胞在血管内被破坏,血红蛋白释出后即形成血红蛋白血症。以急性溶血为主。血管内溶血所释出的血红蛋白可经肾小球滤过而形成血红蛋白尿。反复发生血管内溶血时,未能及时输送或被重新利用的铁以铁蛋白或含铁血黄素的形式沉积于上皮细胞内,随肾小管上皮细胞脱落经尿排出,形成含铁血黄素尿。此外,急性溶血的产物还可阻塞肾小管,引起肾小管上皮细胞坏死而导致急性肾衰竭。

【临床表现】

溶血性贫血根据溶血过程持续的时间和溶血的严重程度可分为急性溶血和慢性溶血。

1.急性溶血　起病急骤,全身症状重,突发寒战,随后出现高热,伴有腰背与四肢酸痛、头痛、呕吐、酱油样尿(血红蛋白尿)和黄疸等。这是由于短期内大量溶血,其分解代谢产物对机体的毒性作用所致。严重者还可发生周围循环衰竭、急性肾衰竭。

2.慢性溶血　起病缓慢,症状较轻,以贫血、黄疸、脾大为主要表现。长期高胆红素血症可并发胆结石和肝功能损害。

溶血性黄疸主要与血中游离胆红素浓度增高有关。皮肤多呈柠檬黄色,不伴皮肤瘙痒。有无黄疸及其严重程度取决于溶血的速度与严重度,以及肝脏摄取、转换游离胆红素的能力。

【辅助检查】

1.一般实验室检查　此检查可确定是否为溶血。

(1)血象:红细胞计数和血红蛋白浓度下降;网织红细胞明显增加,甚至可见有核红细胞。

(2)尿常规:急性溶血的尿液颜色加深,可呈浓茶样或酱油样色。尿胆原呈强阳性而尿胆素呈阴性,这是溶血性黄疸的特征性表现。血管内溶血的隐血试验可为阳性,甚至强阳性,但无镜下或肉眼血尿。

(3)血清胆红素测定:总胆红素、游离胆红素增高,结合胆红素/总胆红素小于 0.2。

(4)骨髓象:增生活跃或极度活跃,以红系增生为主,可见大量幼稚红细胞,以中幼和晚幼细胞为主,形态多正常。

2.溶血性贫血的筛查检测

(1)血浆游离血红蛋白检测:用于鉴别血管内和血管外溶血,前者血浆游离血红蛋白明显增高,后者多正常。

(2)血清结合珠蛋白检测:血管内溶血时,血清结合珠蛋白降低。

(3)含铁血黄素尿试验:阳性多见于慢性血管内溶血。若为急性血管内溶血,需经几天后含铁血黄素尿测定才阳性,并可持续一段时间。

(4)红细胞寿命测定:是诊断溶血最可靠的指标。正常值为 25～32 天,溶血性贫血病人常<15 天。

3.红细胞内在缺陷的检测　可协助确定贫血的类型。

(1)红细胞脆性试验:是检测红细胞膜缺陷的常用指标。遗传性球形红细胞增多症时红细胞脆性增加,地中海贫血时脆性降低。

(2)酸溶血试验(Ham 试验):阳性主要见于阵发性睡眠性血红蛋白尿。

(3)抗人球蛋白试验(Coombs 试验):阳性可考虑为自身免疫性溶血性贫血、系统性红斑狼疮等。

(4)血红蛋白电泳:常用于地中海贫血的诊断与鉴别诊断。

(5)高铁血红蛋白还原试验:主要用于红细胞葡萄糖-6-磷酸脱氢酶缺乏症的筛查或普查。

(6)G-6-PD 活性测定:是诊断 G-6-PD 缺乏症最可靠的诊断指标。

【诊断要点】

根据贫血、黄疸、脾大或血红蛋白尿等溶血的临床表现,实验室检查提示有红细胞破坏,骨髓中幼红细胞代偿性增生及红细胞寿命缩短,可作出初步诊断。询问有无引起溶血的病因,结合溶血性贫血的筛查及红细胞内在缺陷的检测,可进一步明确溶血性贫血的原因和类型。

【治疗要点】

1.病因治疗　尽快去除诱因与病因,积极治疗原发病。

2.糖皮质激素及免疫抑制剂　常用于免疫性溶血性贫血。常用药物有泼尼松、氢化可的松、环磷酰胺、硫唑嘌呤、甲氨蝶呤和环孢素等。

3.脾切除　适用于血管外溶血。对遗传性球形红细胞增多症效果较好。对需要大剂量激素维持的自身免疫性溶血性贫血、丙酮酸激酶缺乏症及部分地中海贫血,也可使用。

4.输血　输血可暂时改善病人的一般情况,是起效最快的缓解症状的治疗方法。但对有些病人可加重其溶血,故应严格掌握输血的适应证。

5.其他治疗   增加各种造血物质的补充,以满足机体造血功能代偿性增强的需求,如铁、叶酸、蛋白质等。

【护理要点】

1.饮食指导   避免进食一切可能加重溶血的食物或药物,鼓励病人多喝水、勤排尿,促进溶血后所产生的毒性物质排泄,同时也有助于减轻药物引起的不良反应。

2.用药护理   遵医嘱用药,并注意观察药物的疗效,减少和预防不良反应,如应用糖皮质激素应注意预防感染;环磷酰胺应预防出血性膀胱炎,减轻胃肠道反应;应用环抱素应定期检查肝、肾功能。

3.输血护理   输血时,应严格执行操作规程;严密观察病情及时发现各种不良反应,并协助医生处理。

4.健康教育   介绍疾病相关知识,避免接触会引起溶血的化学毒物、药物和食物。溶血发作期应减少活动或卧床休息;注意保暖,避免受凉;多饮水、勤排尿;进食高蛋白、高维生素食物。指导病人进行自我检测,发现异常及时向医生护士汇报或到医院就诊。

第三章　　出血性疾病

第一节　特发性血小板减少性紫癜

特发性血小板减少性紫癜(ITP),又称自身免疫性血小板减少性紫癜,是一组免疫介导的血小板过度破坏所致的出血性疾病。其特点是自发性的广泛皮肤、黏膜或内脏出血;血小板数量减少及生存时间缩短;骨髓内巨核细胞数正常或增多,伴发育成熟障碍;患者血清或血小板表面存在血小板膜糖蛋白特异性自身抗体。

ITP是最为常见的血小板减少性紫癜。发病率为 5～10/10 万人口,65 岁以上老年发病率有升高趋势。临床可分为急性型和慢性型。

【病因与发病机制】

ITP 的病因迄今未明。与发病相关的因素如下:

1.感染　　细菌或病毒感染与 ITP 的发病有密切关系,特别是急性 ITP 与多种病毒感染密切相关,约 80％的患者在发病前 2 周左右常有上呼吸道感染史。慢性 ITP 患者,常因感染而致病情加重。

2.免疫因素　　免疫因素可能是 ITP 发病的重要原因。将 ITP 患者血浆输给健康受试者可造成后者一过性血小板减少。50％～70％的 ITP 患者血浆和血小板表面可检测到血小板膜糖蛋白特异性自身抗体(PAIg),大多数为 PAIgG。目前认为自身抗体致敏的血小板被单核-巨噬细胞系统过度吞噬破坏是 ITP 发病的主要机制。抗体不仅导致血小板破坏同时也影响巨核细胞成熟,使血小板生成受损。

3.肝、脾因素　　正常血小板平均寿命为 7～11 天,患者发病期间血小板寿命明显缩短(仅 1～3 天),急性型更短。被抗体结合的血小板主要在脾脏破坏,其次是肝脏。体外培养证实脾也是血小板相关抗体产生的主要部位。病人做脾脏切除后多数血小板计数上升,血小板抗体有所下降,表明脾脏在发病机理中可能起一定作用。

4.其他因素 慢性型多见于育龄女性,妊娠期有时复发,表明雌激素参与 TIP 的发病。可能是由于雌激素抑制血小板生成及刺激单核,巨噬细胞对抗体结合血小板的清除能力所致。毛细血管脆性增高可加重出血。此外,ITP 曾在单精合子的双胞胎和几个家族中发现,同时还发现在同一家族中有自身抗体产生的倾向,因此,TIP 的发生可能受基因调控,即与遗传因素有关。

【临床表现】

1.急性型 半数以上发生于儿童。男女发病率相近。病程多为自限性,一般 4～6 周,痊愈后很少复发。

(1)起病方式:多数患者发病前 1～2 周有上呼吸道等感染史,特别是病毒感染史,因此冬春季发病最多。起病急骤,部分患者可有畏寒、寒战、发热。

(2)出血:

①皮肤、黏膜出血:突发广泛而严重的皮肤黏膜淤点、紫癜,严重者可致皮肤大片淤斑、血肿。皮肤淤点多为全身性,以下肢多见,分布均匀。黏膜出血多见于鼻、牙龈、口腔,口腔可有血疱。损伤及注射部位可渗血不止或形成大小不等的淤斑。

②内脏出血:当血小板低于 $20×10^9/L$ 时,可出现内脏出血,如消化道出血或泌尿道出血。颅内出血可危及生命,是本病致死的主要原因。如患者头痛、呕吐、伴急性意识障碍时应警惕颅内出血可能。

③其他:出血量过大,可出现程度不等的贫血、血压降低甚至失血性休克。

2.慢性型 主要见于青年女性。发病率为同年龄段男性的 3～4 倍。常反复发作,很少自然缓解者,经治疗后能达长期缓解者仅 10%～15%。

（1）起病方式：起病隐匿、缓慢，多在常规查血时偶然发现。

（2）出血：多数较轻而局限，但易反复发生，每次发作持续数周或数月，患者除出血症状外全身情况良好。出血程度与血小板计数有关。皮肤淤点、紫癜、淤斑尤以四肢远端多见，外伤后止血不易，但一般不出现皮下血肿。黏膜出血以鼻及齿龈为多见，口腔血疱见于严重血小板减少。严重内脏出血较少见，但女性月经过多较常见，在部分患者可为唯一的临床症状。患者病情可因感染等而骤然加重，出现广泛、严重的皮肤黏膜及内脏出血。

（3）其他：长期月经过多可出现失血性贫血。病程半年以上者，部分可出现轻度脾肿大。

【辅助检查】

1.血液检查　①血小板计数减少，急性型常低于 $20×10^9/L$，慢性型常在 $(30\sim80)×10^9/L$；血小板平均体积偏大。②贫血与失血量成比例，通常是正细胞正色素性贫血。③白细胞计数多正常，急性型常有嗜酸性粒细胞及淋巴细胞增多。

2.骨髓象　①急性型骨髓巨核细胞数量轻度增加或正常，慢性型骨髓象中巨核细胞显著增加；②巨核细胞发育成熟障碍，急性型者尤为明显，表现为巨核细胞体积变小，胞浆内颗粒减少，幼稚巨核细胞增加；③有血小板形成的巨核细胞显著减少（<30%）；④红系及粒、单核系正常。

3.血小板相关抗体测定　80%患者血小板相关抗体（PAIg）及血小板相关补体（PAC$_3$）阳性。

4.其他　90%以上的患者血小板生存时间明显缩短。止凝血功能异常，如出血时间延长，血块收缩不良，束臂试验阳性。少数可发现自身免疫性溶血的证据（Evans综合征）。

【诊断要点】

根据：①广泛出血累及皮肤、黏膜及内脏；②多次检验血小板计数减少；③脾不大；④骨髓巨核细胞增多或正常，有成熟障碍；⑤泼尼松或脾切除治疗有效;⑥排除其他继发性血小板减少症如再生障碍性贫血、脾功能亢进、白血病、SLE、药物性免疫性血小板减少等。即可做出诊断。

【治疗要点】

1.一般治疗　出血严重者应注意休息。血小板低于 $20×10^9/L$ 者,应严格卧床,避免外伤。止血药的应用及局部止血。

2.糖皮质激素　一般情况下为首选治疗,近期有效率约为80％。

(1)作用机制:①减少自身抗体生成及减轻抗原抗体反应;②抑制单核-巨噬细胞系统对血小板的破坏;③改善毛细血管通透性;④刺激骨髓造血及血小板向外周血的释放。

(2)剂量与用法:常用泼尼松 $1mg/(kg·d)$,分次或顿服,病情严重者用等效量地塞米松或甲泼尼龙静脉滴注,好转后改口服。待血小板升至正常或接近正常后,逐步减量(每周减 5mg),最后以 5～10mg/d 维持治疗,持续 3～6 个月。多数患者用药数天后出血停止,1 周内血小板开始上升。国外学者多认为,ITP 患者如无明显出血倾向,血小板计数 $>30×10^9/L$ 者,可不予治疗。

3.脾切除　脾切除可减少血小板抗体的产生,消除血小板破坏的主要场所,是本病的有效治疗方法之一。

(1)适应证:①正规糖皮质激素治疗无效,病程迁延 3～6 个月;②糖皮质激素维持量需大于 30mg/d;③有糖皮质激素使用禁忌证;④^{51}Cr扫描脾区放射指数增高。

(2)禁忌证:①年龄小于 2 岁;②妊娠期;③因其他疾病不能耐受手术。

脾切除治疗的有效率为70％～90％,无效者对糖皮质激素的需要量亦可减少。

4.免疫抑制剂治疗　此种治疗不宜作为首选。

(1)适应证:①糖皮质激素或脾切除疗效不佳者;②有使用糖皮质激素或脾切除禁忌证;③与糖皮质激素合用以提高疗效及减少糖皮质

激素的用量。

（2）主要药物：

①长春新碱：为最常用者。除具免疫抑制作用外，还可能有促进血小板生成及释放的作用。每次 1mg，每周一次，静脉注射，4～6 周为一疗程。

②环磷酰胺：50～100mg/d，口服，3～6 周为一疗程，出现疗效后渐减量，维持 4～6 周，或 400～600mg/d 静脉注射，每 3～4 周一次。

③硫唑嘌呤：100～200mg/d，口服，3～6 周为一疗程，随后以 25～50mg/d 维持 8～12 周。可致粒细胞缺乏，宜注意。

④环孢素：主要用于难治性 ITP 的治疗。250～500mg/d，口服，维持量 50～100mg/d，可持续半年以上。

⑤霉酚酸酯（MMF，骁悉）：难治性 ITP 可试用，0.5～1.0/d，口服，要注意粒细胞减少的副作用。

⑥利妥昔单克隆抗体：抗 CD20 的人鼠嵌合抗体，375mg/m^2 静注，可有效清除体内 B 淋巴细胞，减少自身抗体生成，有人认为可替代脾切除。

5.其他

（1）达那唑：为合成的雄性激素，300～600mg/d，口服，与糖皮质激素有协同作用。作用机制与免疫调节及抗雌激素有关。

（2）氨肽素：为动物脏器中提取的活性物质，有助于血细胞增殖、分化、成熟与释放。1g/d，分次口服。有报道其有效率可达 40%。

6.急症的处理　　适用于：①血小板低于 20×10^9/L 者；②出血严重、广泛者；③疑有或已发生颅内出血者；④近期将实施手术或分娩者。

（1）血小板输注：成人按 10～20 单位/次给予，根据病情可重复使用（从 200ml 循环血中单采所得的血小板为 1 单位血小板）。有条件的地方尽量使用单采血小板。

（2）静脉注射免疫球蛋白：0.4g/kg，静脉滴注，4～5 日为一疗程。1 个月后可重复。作用机制与单核巨噬细胞 Fc 受体封闭、抗体中和及免疫调节等有关。

（3）大剂量甲泼尼龙：可通过抑制单核-巨噬细胞系统而发挥治疗作用。1g/d，静脉注射，3～5 次为一疗程。

（4）血浆置换：可清除血浆中血小板抗体。3～5 日内连续置换 3 次以上，每次置换 3000ml 血浆，也有一定的疗效。

【护理要点】

1.病情观察　注意观察出血部位和出血量、生命体征及神志变化、监测血小板、出血时间等，及早发现病情变化和及时处理。血小板计数若＜$20×10^9$/L，警惕颅内出血征象。

2.休息与活动　血小板计数在 $30×10^9$～$40×10^9$/L 以上者，如出血不重，可适当活动，避免外伤；血小板在 $30×10^9$～$40×10^9$/L 以下者，即使出血不严重也应减少活动，出血严重者应卧床休息，保持心情平静。血小板在 $20×10^9$/L 以下者应绝对卧床休息，并尽量减少头部摆动。

3.饮食护理　根据病情可选用含高蛋白、高维生素、少渣流食、半流食或普食。可进肉、蛋、禽、蔬菜水果、绿豆汤、莲子粥等；忌用发物如鱼、虾、蟹、腥味之食物。避免进食粗硬食物及油炸或有刺激的食物，以免易形成口腔血疱乃至诱发消化道出血。多食含维生素 C、P 的食物。有消化道出血时，更应注意饮食调节，要根据情况给予禁食，或进流食或冷流食，出血情况好转，方可逐步改为少渣半流、软饭、普食等。同时要禁酒。

4.预防和避免加重出血　如有口腔黏膜与牙龈出血，应加强口腔护理，预防口腔感染，定时以复方硼酸溶液漱口。如齿龈及舌体出现血疱，小血疱一般无须处理，大的影响进食的血疱，可用无菌空针抽吸积血，局部以纱布卷加压至出血停止。

避免造成身体损伤的一切因素，如剪短指甲，防止抓伤皮肤。禁用牙签剔牙或用硬毛牙刷刷牙，避免扑打、拳击等。衣着应宽松，避免皮肤受压或刺激而致出血。

预防颅内出血：血小板低于 $20\times10^9/L$ 的病人要绝对卧床休息，通便，剧烈咳嗽者及时镇咳和使用抗生素以免引起颅内高压。

5.用药护理　　向患者说明药物的不良反应和指导自我观察，说明在减量、停药后可以逐渐消失，以免病人担忧。如服用糖皮质激素 5～6 周时易出现库欣综合征，指导患者饭后服药，注意观察粪便颜色，加强个人卫生，防治各种感染。同时定期监测血压、血糖、白细胞计数。长春新碱可致病人骨髓造血功能抑制、末梢神经炎。环磷酰胺可致出血性膀胱炎等，指导患者多饮水，注意观察有无手足感觉异常和尿液颜色变化。大剂量免疫球蛋白静脉滴注可有恶心、头痛、出汗、肌肉痉挛、发热等副作用等。

6.输血及成分输血的护理　　输血前认真核对，控制输注速度，严重贫血者输入速度应低于每小时 1ml/kg。血小板取回后应尽快输入，每袋血小板要在 20 分钟内输完。新鲜血浆于采集后 6 小时输完。

7.心理护理　　向病人及家属讲述本病为慢性病，易反复发作的慢性过程，使其了解疾病的特点，通过避免诱因可减少发作，以缓解病人的焦虑，增强治病信心。增强护患沟通，建立良好的护患关系。

8.健康教育

（1）慢性病人适当活动，预防各种外伤；血小板在 $50\times10^9/L$ 以下时，不要做强体力活动。向病人及家属介绍本病的防治知识，对于儿童病人则需进一步向家长说明。以便家长帮助监督。保持情绪稳定、积极配合治疗，注意保暖、预防感染。

（2）避免使用可能引起血小板减少或抑制其功能的药物，如阿司匹林、潘生丁、消炎痛、保泰松、右旋糖酐等。

（3）教会病人进行自我监测，如观察皮肤黏膜的淤斑、淤点有无增加，有无尿、便异常，有无颅内出血的表现，发现以上异常应及时就医。定期门诊复查血小板计数、血糖等。

第二节　过敏性紫癜

过敏性紫癜(AP)又称为亨诺-许兰紫癜(HSP),是一种常见的血管变态反应性出血性疾病,是免疫复合物介导的 IgA 在小血管内沉积为主的小血管炎。主要表现为皮肤紫癜、黏膜出血、关节炎、腹痛及肾脏损害等,实验室检查常无特殊发现。

【流行病学】

本病以儿童和青少年多见,男性多于女性,为 2.5∶1.0,2 岁以前和20 岁以后者较少见,冬春两季发病居多。国外流行病学研究提示,过敏性紫癜的发病率为(13.5~18.0)/10 万,好发年龄为 3~10 岁。

【病因】

本病可由多种因素引起,但直接致病因素往往难以确定。

(一)感染

1.细菌和病毒感染　这是本病最常见原因,约占 24%。

(1)细菌以 β 溶血性链球菌多见,其他有金黄色葡萄球菌、结核分枝杆菌、伤寒杆菌、肺炎球菌等,所引起的急性感染性疾病有:上呼吸道感染、扁桃体炎、肺炎、猩红热、尿路感染、骨髓炎、皮肤化脓性感染、中耳炎等。近期研究示幽门螺杆菌感染可导致过敏性紫癜。慢性感染有:结核病、支气管扩张症、前列腺炎、骨髓炎等。

(2)病毒性感染常见的是风疹、水痘、流行性腮腺炎、麻疹,流感等,文献报道 EB 病毒和人微小病毒 B19 的感染也可能与过敏性紫癜的发病有关。

2.寄生虫感染　是本病另一常见病因,约占 23%。

其中以蛔虫感染为多见,约占 3/4,其次为钩虫、鞭虫、丝虫、血吸虫、阴道滴虫、疟原虫等。

蛔虫引起本病的机制是机体对蛔虫幼虫成长过程中的分解产物过敏而产生变态反应所致。丝虫主要是幼虫死亡后释放出异型蛋白而致病。

（二）食物

主要是动物异种蛋白引起机体过敏所致。主要有鱼、虾、蟹、牛奶、鸡蛋等。

（三）药物

常用的抗生素（青、链、氯、红霉素，磺胺类）、解热镇痛药（水杨酸类、氨基比林、保泰松）、镇静剂（苯巴比妥、水合氯醛、甲丙氨酯、三氟拉嗪）、激素类（人工合成雌激素、丙酸睾酮、胰岛素）、抗结核药（对氨基水杨酸钠、异烟肼），其他如洋地黄制剂、奎尼丁、麻黄碱、阿托品、氯噻嗪、乙内酰脲、甲苯磺丁脲、丙硫氧嘧啶、奎宁、碘化物，以及金、砷、铋、汞等。由药物引起者占 3.36%。

（四）其他诱发因素

寒冷、外伤、昆虫叮咬、花粉、种痘、结核菌素试验、预防接种。寒冷引起本病可能属于抗原-抗体复合物反应。

【发病机制】

过敏性紫癜的确切发病机制尚不清楚。但目前研究显示它是免疫复合物介导的以 IgA 沉积为主的急性血管炎。

患者的血清中可测出含 IgA 的循环免疫复合物，皮肤、肠道、关节、肾脏等受累组织和器官有 IgA 和 C3 等组成的免疫复合物的沉积。还有研究发现，在疾病的活动期可测到含 IgA、IgG、C3、裂解素（properdin，又称备解素或 P 因子）的冷球蛋白及含 IgA 的循环免疫复合物。免疫复合物可能是通过替代途径激活补体而导致组织和器官损伤。此外，受累血管及其周围有中性粒细胞等的弥漫性浸润。血管内皮的损伤促使血小板的激活，释放活性物质，形成微血栓，加重局部缺血、组织水肿。

过敏性紫癜的皮损主要是由于 IgA 和 C3 组成的免疫复合物沉积于真皮上层的毛细血管引起血管炎。目前，由各种血管炎介导的皮损泛称为"白细胞裂解性血管炎"。

研究表明,循环 IgG 型自身抗体在过敏性紫癜的肾损害中可能起重要作用,其原因包括:血尿和蛋白尿的严重程度与 IgG 的水平相关;肾炎发作期的血清 IgG 水平比缓解期高;在无肾脏损害的活动性过敏性紫癜患者中未发现此种自身抗体。另外,过敏性紫癜伴肾损害的患者往往存在 C2、C4a 和 C4b 的缺乏,提示某些补体的缺乏与肾损害的发病机制有关。肾脏改变多为局灶性肾小球病变,严重者可呈弥漫性肾小球肾炎改变。

基因在 HSP 的发病中可能有一定的作用。有报道,HLADQA1·301、DRBI·01 和 DRB·11 与过敏性紫癜易感性有关,而 HLADRB·07 可能是抑制这些小血管炎发展的保护性等位基因。另外,显示 HLAA2、A11 和 B35 抗原类与这种疾病的相对危险性增加有关,而 A1,B49 和 B50 抗原类与疾病发生的相对危险减少有关。

【病理】

本病主要的病理改变为全身性小血管炎,除小血管外,还可累及微动脉和微静脉。皮肤病理变化为真皮层的微血管和毛细血管周围可见中性粒细胞和嗜酸粒细胞浸润、浆液和红细胞外渗致间质水肿。受累血管的周围还可见残余核及肿胀的结缔组织,小血管的内膜增生,并出现透明变性及坏死,使血管腔变窄,甚至梗死,并可见坏死性小动脉炎。皮肤及胃肠道均可见上述改变,关节腔内多见浆液及白细胞渗出,但无出血,输尿管、膀胱及尿道黏膜可有出血,并常累及肾脏,紫癜性肾炎的病理变化轻重不等。有研究显示,过敏性紫癜患儿即使不伴尿常规异常,肾活检时依然可发现肾脏损害。Vila Cots 等回顾性研究显示,紫癜性肾炎最常见的病理类型为弥散性系膜增生伴 IgA 沉积,不到 50% 的患儿伴有新月体形成。

过敏性紫癜在直接免疫荧光镜下可见大量 IgA 沉积。在临床表现符合的情况下,这一表现对于过敏性紫癜具有诊断价值。

【临床表现】

起病方式多种多样,可急可缓。50%~90% 的儿童和 30% 的成人于发病前数天至 3 周内常有上呼吸道感染、全身不适、倦怠乏力、食欲不振、不规则发热等前驱症状。然后出现皮肤紫癜、多发性关节炎、腹痛或便血、血尿等。部分病例在紫癜出现之前先有关节、腹部、肾脏或神经症状,这些病例早期诊断有时较为困难,容易漏诊和误诊。根据其病变主要累及部位和程度的不同,可将其分为下列几型:

1.单纯皮肤型　皮肤出现大小不等的出血性皮疹,分布对称,分批出现,反复发作于四肢、臀部,尤以对称性下肢伸侧为多见。皮疹出现前,可有皮肤瘙痒或感觉异常。随后出现小型荨麻疹或红色圆形丘疹,高于皮肤表面,数小时后颜色增深,呈紫红色。有时丘疹中心发生出血,严重者可突发水泡、溃疡及坏死。面部、躯干及黏膜受累少见。

除皮肤紫癜外,有的病例可伴发荨麻疹、神经血管性水肿、多形性红斑等。

2.关节型(Schonlein 型)　主要以关节疼痛和肿胀为主。多发生于膝、踝、肘、腕关节。关节腔可有渗出,但无化脓,不留后遗症。有时可呈游走性,一般关节肿痛发生在皮肤紫癜之后。若发生在紫癜之前,常可误诊为风湿热和风湿性关节炎。

3.腹型(Henoeh 型)　约 65％的患者(大多为儿童)出现消化道症状,主要为腹痛、呕吐、便血和腹泻。腹痛常以突然发作的阵发性绞痛为特点,位于脐周、下腹部或全腹部,检查时肌紧张和反跳痛少见,呈症状与体征不平行现象。由于腹部症状常酷似急腹症,加之可并发肠套叠(为儿童患者最常见的并发症)、肠穿孔、肠坏死、胰腺炎等,需警惕上述并发症的出现。绝大多患者的腹部症状于 1 周内自然消退。腹痛与紫癜有时不同时出现,多数病例先有紫癜而后有腹痛,但也有相反者。此型多见于儿童。

4.肾型　多见于儿童。肾脏受累主要表现为尿液改变,发生率12％～65％,可在紫癜、腹痛和关节炎消失后才发生。有报告称 94％的尿液改变多在紫癜发生 8 周内出现,其中以 1 周内为最多,极少数在3～5个月后才出现。

本病的尿液改变,主要表现为肉眼或镜下血尿、蛋白尿,有时可有管型及浮肿,可有高血压。病程迁延,反复发作者可发展为慢性肾炎,少数也可发展为肾病综合征。过敏性紫癜是一种良性的自限性疾病,如无严重肾损害,大部分儿童能够康复,但是有 40％的成人有持续性血尿,可能会发展为慢性肾衰竭。

5.混合型   以上四型中有两种以上合并存在时,称为混合型。

6.少见类型   少数病例可在紫癜出现后发生中枢神经系统症状,表现为剧烈头痛、呕吐、谵妄、抽搐、瘫痪和昏迷等。另外有少数病例累及呼吸系统,表现为咯血、哮喘、胸膜炎、肺炎等。出血也可发生在结膜、眼睑或视网膜,少数可有视神经萎缩、虹膜炎及眼炎。

【实验室检查】

1.常规检查

(1)白细胞计数在有感染时可增高,合并寄生虫者嗜酸粒细胞计数可增高。

(2)一般无贫血,血小板计数正常,束臂试验可阳性。

(3)尿常规检查,伴有肾炎时,常见红细胞和蛋白质,偶尔也有管型。

(4)大便有时可找到寄生虫或寄生虫卵,大便潜血在胃肠受累时可阳性或有黑粪。

2.其他检查

(1)约有 2/3 的患者血沉(ESR)轻度增快,抗链"O"(ASO)可增高,C 反应蛋白(CRP)升高。

(2)严重患者肾损害时尿素氮(BUN)、肌酐(Cr)可增高。

(3)常规凝血试验正常、血块回缩及骨髓检查正常。

3.免疫学检查   约半数病人在急性期时血清 IgA 及 IgM 增高,以 IgA 增高为明显。

【诊断和鉴别诊断】

（一）诊断

1.国内诊断标准

（1）临床表现

1）发病前1～3周有低热、咽痛、上呼吸道感染及全身不适等症状。

2）下肢大关节附近及臀部分批出现对称分布、大小不等的丘疹样紫癜为主，可伴荨麻疹或水肿、多形性红斑。

3）病程中可有出血性肠炎或关节炎，少数患者腹痛或关节痛可在紫癜出现前2周发生，常有紫癜肾炎。

（2）实验室检查：血小板计数正常，血小板功能和凝血时间正常。

（3）组织学检查：受累部位皮肤真皮层的小血管周围中性粒细胞聚集，血管壁可有灶性纤维样坏死，上皮细胞增生和红细胞渗出血管外。免疫荧光检查显示血管炎病灶有 IgA 和补体 C3 在真皮层血管壁沉着。

（4）能除外其他疾病引起的血管炎，如：冷球蛋白综合征、良性高球蛋白性紫癜、环形毛细血管扩张性紫癜、色素沉着性紫癜性苔藓样皮炎等。

临床表现符合非血小板减少性紫癜，有可扪及性典型皮疹，能除外其他类型紫癜者，可以确定诊断。鉴别诊断确有困难者则可做病理检查。

2.国外诊断标准　美国风湿病学会 1990 年诊断标准：①皮肤紫癜（高于皮面，不伴血小板减少）；②年龄≤20 岁（疾病初次发作的年龄）；③肠绞痛（弥漫性腹痛，餐后加剧或肠缺血，通常伴血性腹泻）；④活检发现粒细胞浸润（小动脉和小静脉壁有粒细胞浸润）。

符合上述4条中2条或2条以上者可诊断本病。在这4条标准中，典型的紫癜最具敏感性和特异性，初发年龄次之。

（二）鉴别诊断

1.单纯皮肤型　需与免疫性血小板减少性紫癜、血栓性血小板减少性紫癜、药物性紫癜和感染性紫癜等鉴别。仔细询问病史和诱因，结合系统的体格检查和必要的实验室检查,鉴别一般并不困难。

2.关节型　需与风湿性关节炎和风湿热作鉴别。

3.腹型　需与急腹症,如急性阑尾炎和坏死性小肠炎等作鉴别。对于未出现典型皮疹而先有消化道出血,尤其是结肠、直肠出血的患者,内镜下肠黏膜活检可能有助于诊断。

4.肾型　需与急性肾小球肾炎、狼疮性肾炎、IgA 肾病等相鉴别。必要时需行肾活检及免疫荧光染色检查。

【预防】

预防和治疗各种感染,不吃诱发本病的食物及药物,避免寒冷,加强锻炼,增强体质等。在冬春好发季节时更应注意预防病毒和细菌感染。

【治疗】

1.一般治疗　消除病因。

(1)有上呼吸道感染者可给以等抗感染治疗。

(2)食物或药物过敏者,及时消除过敏原。

(3)抗组胺类药物及钙剂用于控制皮疹或血管神经性水肿。

(4)维生素 C、芦丁可增强毛细血管抗力,降低毛细血管通透性及脆性,作为辅助剂应用。一般剂量宜大,维生素 C 以静脉注射为好。

(5)注意补液及水电解质平衡,尤其是腹型。

2.对症治疗

(1)腹痛:肌内注射阿托品、丁溴东莨菪碱(解痉灵)等解痉剂。

(2)水肿、尿少:可用利尿剂等;急性肾功能不全时可做血液透析。

(3)有脑部并发症者:可用大剂量激素、甘露醇、呋塞米等。

(4)消化道出血:可用质子泵抑制剂,口服凝血酶,补液。

(5)关节痛:可用非甾体抗炎药。

3.肾上腺皮质激素　可抑制抗原-抗体反应,改善毛细血管通透性,能减轻急性期皮肤和肠道出血及水肿、缓解腹痛及关节痛、预防儿童肠套叠,一般可给以泼尼松 1～2mg/(kg·d),待症状控制后逐渐减量至停用。但肾上腺皮质激素一般不能消除皮疹,有些学者认为也不能预防肾炎并发症的发生,并且不能缩短病程及减少复发。

4.免疫抑制剂　对于进展性肾小球肾炎,可加用免疫抑制剂,如硫唑嘌呤或环磷酰胺。其可减少 B 淋巴细胞产生抗体,抑制 T 淋巴细胞介导的非特异性免疫。环磷酰胺 $1\sim3mg/(kg\cdot d)$,连用数周至数月,对肾病综合征者疗效尤佳。也可用硫唑嘌呤 $1\sim3mg/(kg\cdot d)$,分 $2\sim3$ 次日服,但应注意血象及其他副作用。

5.抗凝治疗　凡过敏性紫癜合并肾炎,尤其是肾病综合征的病例,除适用激素、免疫抑制剂外亦可考虑使用肝素或低分子肝素治疗。$4mg(500U)+5\%$ 葡萄糖溶液 $100ml$ 静点,每日 3 次,共 $15mg$,连用 $2\sim4$ 周,使 APTT 维持在 $1.5\sim2$ 倍。抗血小板凝集药物如阿司匹林 $3\sim5mg/(kg\cdot d)$,或 $25\sim50mg/d$,每日一次口服;双嘧达莫 $3\sim5mg/(kg\cdot d)$,分次服用。

少数用上述疗法效果不明显或有急进性肾损害,血及尿中纤维蛋白降解产物增多,血中总补体或 C3 下降者可联合应用激素、免疫抑制药、肝素及双嘧达莫,有些病例可奏效。

6.大剂量丙种球蛋白　对于危重患者,如消化道出血,腹痛剧烈,肾脏受累严重患者,尤其是小儿,可使用大剂量丙种球蛋白。其可阻断巨噬细胞表面的 Fc 受体,抑制补体介导的血管损伤,中和循环中自身抗体,调节细胞因子的产生,剂量 $400mg/(kg\cdot d)$,$3\sim5d/$疗程,可有效缓解症状。

7.血浆置换(PE)　有报道血浆置换对紫癜伴急进性肾炎者有较好疗效。可能其从血中清除了某些相关致病因子,包括自身免疫性抗体(IgG、IgM 等)、沉积于组织的免疫复合物、异型抗原等,有时还包括一些与蛋白结合的毒素。

8.雷公藤　雷公藤治疗过敏性紫癜与肾上腺皮质激素相比具有收效快、复发率低、不良反应少等优点。尤其对肾型者疗效较好。临床上多采用雷公藤多昔片 $1\sim1.5mg/(kg\cdot d)$,分 $2\sim3$ 次口服,疗程为 3

个月。

9.中药治疗　传统医学认为本症是风湿之邪袭，与气相搏、热伤脉络，使血不循经、溢于脉外、渗于肌肤而成。应根据不同病期作不同辩证，采用不同方剂治疗。

【护理要点】

1.一般护理　急性期卧床休息，以免活动加剧出血。避免情绪波动及精神刺激，解释本病的病因及治疗方法，消除患者及家属紧张恐惧心理。防止昆虫叮咬。注意保暖，防止感冒。

2.皮肤护理　应保持皮肤清洁，皮疹有痒感时防擦伤或抓伤，如有破溃及时处理，防止出血和感染。穿柔软、透气性好宽松的棉质内衣，并经常换洗。保持床单位清洁、干燥、避免使用碱性肥皂等过敏原。进行注射治疗时，应避开紫癜部位，防止出血、感染。

3.饮食护理　勿食用致敏性食物，暂时给予无动物蛋白的流质或半流质饮食为主，腹型者食物特别注意无渣。多食富含维生素 C、K 和含铁的食物。忌食辛辣刺激食品，要注意避免进食粗糙、坚硬和对胃肠道有机械性刺激的食物，以免加重胃肠出血。肾型紫癜患儿，应予低盐饮食，限制水量。消化道出血者量多时暂禁食，静脉补充营养。

4.监测病情

(1)紫癜型：观察紫癜的形状、数量、分布及消退情况，有无反复出现。

(2)腹型：腹痛者禁止腹部热敷以防肠出血。观察有无腹痛、便血等情况，及时留取呕吐物或大便进行潜血检查，同时注意腹部体征并及时报告和处理。注意有无腹膜刺激征、局部包块及肠鸣音的变化，过敏性紫癜患儿腹痛伴局部扪及腊肠样包块、右下腹空虚感时应警惕肠套叠。若肠鸣音活跃或亢进，多提示肠道渗出增加或有出血，要注意观察患儿面色、脉搏、血压的变化。

(3)关节型：观察关节红肿热痛情况及关节活动度。关节痛患者要注意局部关节的制动和保暖，可给予冷敷止痛，但禁止热敷。必要时可遵医嘱给予止痛药。

（4）肾型：观察尿色，尿量，定时做尿常规检查，若有血尿和蛋白尿，提示紫癜性肾炎，按急性肾炎护理。

5.健康教育　本病常可自愈，但可复发，首次发作严重者，复发率高。一般病程为4周，肾型病程最长，长者可达4～5年以上，死亡率低于5%。健康宣教时特别注意如下几点：

（1）向患者及家属说明本病为过敏性疾病，解释引发该疾病的致敏因素及避免再次接触的重要性。

（2）患病后避免复发措施：①加强营养，增强体质，从而增强机体抵抗力，预防上呼吸道感染。②因食物因素发病者，应终身禁食该类食物。避免过敏性食物，如海鲜、蚕豆、芒果、荔枝和榴莲等。避免花粉接触，尽量穿棉质衣服。③养成良好的卫生习惯，避免寄生虫感染。④患紫癜后一年内避免接种疫苗。有关节受累或肾脏损害者应注意休息，避免劳累，短时间内不要参加体育课。

（3）自我病情监测：一旦发现皮肤淤点或紫癜，有阵发性腹绞痛、关节痛或尿量减少、血尿、泡沫尿、水肿者，提示可能复发或加重，应及时就医。该病肾脏损伤的危险期在发病后的前2～3个月，患者出院后仍需追踪尿检3～6个月，在发病后的前2～3个月内每1～2星期检查一次尿常规，危险期过后可以间隔长一点，以便早期发现肾损害。

第三节　血友病

血友病是一组因遗传性凝血活酶生成障碍引起的出血性疾病，包括血友病A、血友病B及遗传性FⅪ缺乏症，其中以血友病A最为常见。血友病以阳性家族史、幼年发病、自发或轻度外伤后出血不止、血肿形成及关节出血为特征。血友病的社会人群发病率为5～10/10万，婴儿发生率约1/5000。血友病A、B及遗传性FⅪ缺乏的比较发病率为16：3：1。我国的血友病中，血友病A约占80%，血友病B约占

15%,遗传性 FⅪ缺乏症则极少见。

【病因与发病机制】

血友病 A 又称遗传性抗血友病球蛋白缺乏症或 FⅧ:C 缺乏症。FⅧ由两部分组成:即 FⅧ凝血活性部分(FⅧ:C)和 vWD 因子(vWF)。两者以复合物形式存在于血浆中。前者被激活后参与 FX 的内源性激活;后者作为一种黏附分子参与血小板与受损血管内皮的黏附,并有稳定及保护 FⅧ:C 的作用。

FⅧ:C 基因位于 X 染色体长臂末端(Xq28),当其因遗传或突变而出现缺陷时,人体不能合成足量的 FⅧ:C,导致内源性途径凝血障碍及出血倾向的发生。

血友病 B 又称遗传性 FⅨ缺乏症。FⅨ为一种单链糖蛋白,被Ⅺa 等激活后参与内源性 FX 的激活。FⅨ基因位于 X 染色体长臂末端(Xq26-q)。遗传或突变使之缺陷时,不能合成足够量的 FⅨ,造成内源性途径凝血障碍及出血倾向。

遗传性 FⅪ缺乏症又称 Rosenthal 综合征。

血友病 A、B 均属 X 连锁隐性遗传性疾病,其遗传规律是女性传递,男性发病。遗传性 FⅪ缺乏症为常染色体隐性遗传性疾病,双亲都可遗传,子女均能发病。

【临床表现】

1.出血 出血的轻重与血友病类型及相关因子缺乏程度有关。血友病 A 出血较重,血友病 B 则较轻。按血浆 FⅧ:C 的活性,可将血友病 A 分为 3 型:①重型:FⅧ:C 活性低于健康人的 1%;②中型:FⅧ:C 活性相当于健康人的 1%~5%;③轻型:FⅧ:C 活性相当于健康人的 5%~25%。

血友病的出血多为自发性或轻度外伤、小手术后(如拔牙、扁桃体切除)出血不止,且具备下列特征:①生来俱有,伴随终身,但罕有出生时脐带出血;②常表现为软组织或深部肌肉内血肿;③负重关节如膝、踝关节等反复出血甚为突出,最终可致关节肿胀、僵硬、畸形,可伴骨质疏松、关节骨化及相应肌肉萎缩(血友病关节)。

重症患者可发生呕血、咯血,甚至颅内出血。但皮肤紫癜罕见。

2.血肿压迫症状及体征　　血肿压迫周围神经可致局部疼痛、麻木及肌肉萎缩;压迫血管可致相应供血部位缺血性坏死或淤血、水肿;口腔底部、咽后壁、喉及颈部出血可致呼吸困难甚至窒息;压迫输尿管致排尿障碍。

【辅助检查】

1.筛选试验　　CT 正常或延长,APTT 延长、凝血酶原消耗不良及简易凝血活酶生成试验(STGT)异常,有助于血友病 A 的诊断及分型。

2.确诊试验　　通过凝血活酶生成试验(TGT)及纠正试验,可确定 3 种血友病的诊断与鉴别诊断,见表 3-1。

表 3-1　三种血友病凝血活酶生成试验结果

血浆种类	血友病 A	血友病 B	血友病 C
病人血浆	延长	延长	延长
病人血浆＋加钡吸附正常血浆	纠正	不能纠正	纠正
病人血浆＋正常血清	不能纠正	纠正	纠正

3.特殊检查　　临床上,上述检测已可满足血友病的诊断要求,但对某些特殊病例或鉴定携带者,尚需进行下列特殊实验室检测:

(1)FⅧ:C、FⅨ抗原及活性测定,该项检查主要用于血友病 A 疾病严重度的判断。

(2)vWF 抗原(vWFAg)测定

(3)基因诊断。

【诊断要点】

诊断参考标准如下:

1.血友病 A

(1)临床表现:①男性患者,有或无家族史,有家族史者符合 X 连锁隐性遗传规律;②关节、肌肉、深部组织出血,可呈自发性,或发生于轻度损伤、小型手术后,易引起血肿及关节畸形。

(2)实验室检查:①CT 正常或延长;②APTT 多数延长,PCT、STGT 多数异常;③TGT 异常,并能被钡吸附正常血浆纠正;④FⅧ:C 水平明显低下;⑤vWFAg 正常,FⅧ:C/vWFAg 比值降低。

2.血友病 B

(1)临床表现:基本同血友病 A,但程度较轻。

(2)实验室检查:①APTT 延长,PCT 缩短;②TGT 延长,不能被钡吸附正常血浆纠正;③FⅨ抗原及活性明显减低。

3.遗传性因子Ⅺ缺乏症　本病国内极少见,诊断标准从略。

4.携带者及胎儿产前诊断　采用 FⅧ:C、FⅨ定量检测、PCR 及基因芯片技术等,可对携带者及胎儿作出诊断,以利优生优育。

【治疗要点】

1.替代疗法　目前血友病的治疗仍以替代疗法为主,即补充缺失的凝血因子,它是防治血友病出血最重要的措施。主要制剂有新鲜冷冻血浆(含所有的凝血因子)、冷沉淀物(主要含 FⅧ、xⅢ、vWF 及纤维蛋白原等,但 FⅧ浓度较血浆高 5~10 倍)、凝血酶原复合物(含 FX、Ⅸ、Ⅶ、Ⅱ)、FⅧ浓缩制剂,或基因重组的纯化 FⅧ等。

凝血因子的补充一般可采取下列公式计算:

首次输入 FⅧ:C(或 FⅨ)剂量(Iu)＝体重(kg)×所需提高的活性水平(%)÷2

重组人活化因子Ⅶ(rFⅦa)可用于防治产生了 FⅧ或 FⅨ抗体的血友病患者的出血,但有增加血栓形成的副作用。常用剂量是 $90\mu g/kg$,每 2~3h 静脉注射,直至出血停止。

2.药物治疗　去氨力Ⅱ压素(DDAVP)高剂量静脉或皮下注射可用于控制或预防某些疾病在小手术时的出血或药物诱发的出血。达那唑对轻、中型者疗效较好,其作用机制不明。糖皮质激素适用于反复接受 FⅧ:C 输注治疗而疗效渐差的患者。抗纤溶药物通过保护已形成的纤维蛋白凝块不被溶解而发挥止血作用。

3.外科治疗　有关节出血者应在替代治疗的同时,进行固定及理疗等处理。对反复关节出血而致关节强直及畸形的患者,可在补充足量 F Ⅷ :C 或 F Ⅸ 的前提下,行关节成型或人工关节置换术。

4.基因疗法　将决定 F Ⅷ :C、F Ⅸ 及 F Ⅺ 合成的正常基因,通过载体以直接或间接方式转导入患者体内的方法,以纠正血友病的基因缺陷,生成足够的 F Ⅷ :C、F Ⅸ 或 F Ⅺ。

5.预防　由于本病目前尚无根治方法,因此预防更为重要。建立遗传咨询,严格婚前检查,加强产前诊断,是减少血友病发生的重要方法。

【护理要点】

1.病情观察

(1)观察有无自发性或轻微受伤后出血现象,如皮下大片淤斑、肢体肿胀、皮肤出血、关节腔出血等。

(2)观察有无深部组织血肿压迫重要器官,如呼吸困难、腹痛、排尿困难等。

(3)密切观察生命体征及神志变化,及早发现内脏及颅内出血。

(4)反复出血者,观察有无关节疼痛、活动受限;关节有无纤维强直、畸形等功能丧失的表现

(5)观察实验室检查结果,如凝血时间、部分凝血活酶生成试验及纠正试验等。

2.止血护理

(1)局部压迫止血:如皮下出血可行加压包扎止血并用冰袋冷敷,限制其活动;关节出血时,应卧床,用夹板固定肢体,放于功能位置,限制运动,可局部冷敷和用弹力绷带缠扎。关节出血停止,肿痛消失后,可作适当的关节活动,以防长时间关节固定造成畸形和僵硬。对因反复出血已致慢性关节损害者,需指导其进行康复锻炼。咽喉部出血或血肿形成者,为避免血肿压迫呼吸道而窒息,应协助患者取侧卧位或把头偏向一侧,必要时用吸引器将血吸出,并做好气管插管或气管切开

准备。

(2)遵医嘱尽快输注所缺乏的凝血因子。

3.输注凝血因子及输血的护理

(1)按输血常规操作。输注冷冻血浆或冷沉淀物者,输注前应将其置于37℃温水(水浴箱)中解冻融化,并根据病人情况以可耐受的速度快速输入。凝血酶原复合物制剂,应按说明要求稀释后输注,滴速每分钟不超过10ml。

(2)少数患者输注凝血因子时有发热、寒颤、头痛等不良反应,需在输注时密切观察。发现不良反应可酌情减慢输注速度。如遇严重不良反应者,需停止输注,制品及输液器保留。

4.贫血护理 根据贫血的程度制定患者的活动量;合理安排饮食;必要时输血。

5.心理护理 对长久反复出血影响生活质量的患者应做好耐心劝慰,并指导其预防出血的方法,积极配合治疗和护理。为病人提供有关国家血友病社会团体的信息,鼓励病人参加,通过病人间互通信息,相互支持来共同应对疾病给病人带来的困难和烦恼。

6.健康教育

(1)向患者及家属说明血友病为遗传性疾病,需终身治疗,并应预防出血的发生。病人外出远行时,最好携带填写明确血友病的病历卡,以备万一出血可及时处理。

(2)做好预防出血的宣教工作:①对活动性出血的患者,应限制其活动范围和活动强度。一般血友病患者,应避免剧烈或易致损伤的活动、运动及工作,减少出血的危险。平日活动量要适中,在行走、慢跑、手持重物等活动时间均不可过长。②注意口腔卫生,防止龋齿发生,以免拔牙导致出血。③避免各种手术,必要手术时应先补充凝血因子,纠正凝血时间直至伤口愈合。④尽可能采用口服给药,避免或减少肌内注射,必须注射时采用细针头,并延长压迫止血时间。⑤禁服影响血小板功能的药物:如阿司匹林、保太松、消炎痛、潘生丁等。活血化瘀的中草药亦应避免。

（3）自我病情监测：教会病人及家属观察出血症状及止血措施，如碰撞后出血皮下深组织血肿或关节腔出血表现、外伤后伤口渗血情况等。一旦发生出血，常规止血效果不好或出现严重出血，应及时就医。

（4）家庭治疗指导：血友病患者的家庭治疗在国外已广泛应用。除有抗 FⅧ：C 抗体、病情不稳定、小于 3 岁的患儿外，均可安排家庭治疗。血友病患者及其家属应接受有关疾病的病理、生理、诊断及治疗知识的教育，家庭治疗最初应在专业医师的指导下进行。除传授注射技术外，还包括血液病学、矫形外科、精神、心理学以及艾滋病、病毒性肝炎的预防知识等。

（5）婚育指导：病人结婚前应去血友病遗传咨询门诊，血友病病人最好不要与血友病携带者婚配，以减少本病的遗传。血友病携带者妊娠早期作遗传学检查，可了解胎儿是否患血友病，从而决定是否终止妊娠。

第四节　弥散性血管内凝血

弥散性血管内凝血（DIC）是在严重原发病基础上，由于凝血系统被激活，导致全身微血栓形成，凝血因子和血小板大量被消耗，并继发纤溶亢进，引起全身出血、栓塞及微循环衰竭的一种临床综合征。DIC 不是一个独立的疾病，而是继发于严重疾病的病理状态。大多数 DIC 起病急骤，病情复杂，发展迅速，预后凶险，如不及时识别处理，常危及生命。

【病因】

造成 DIC 的病因很多。大致可分为两大类：

1.血管内皮广泛损伤

（1）感染：感染是最常见的致病因素。各种严重的细菌感染（如金黄色葡萄球菌、革兰氏阴性杆菌、中毒性菌痢、伤寒等）均可引起 DIC。

细菌本身及其毒素均可损伤血管内皮细胞,使血管胶原纤维暴露,激活因子Ⅻ,从而激活内源性凝血系统。因子Ⅻ又能引起继发性纤维蛋白溶解。病毒感染(如流行性出血热、重症乙型脑炎等)、原虫、螺旋体、立克次及真菌感染也可引起 DIC,其发病的机理与细菌感染大致相似。

(2)抗原-抗体复合物的形成:各种免疫反应及免疫性疾病能损伤血管内皮细胞,激活补体,也能引起血小板聚集及释放反应,激活凝血机制,如系统性红斑狼疮、移植物排斥反应或其他免疫性疾病。

(3)其他:如中暑、酸中毒、休克或持续性低血压、缺氧等均可损伤血管壁内皮细胞。

2.大量促凝物质进入血液循环

(1)恶性肿瘤:肿瘤细胞含有的组织凝血活性物质,激活外源性凝血系统,产生大量凝血酶而促发凝血。肿瘤细胞中的蛋白酶类物质也可以激活凝血因子,起促凝作用。化疗及放疗杀灭肿瘤细胞释出其中促凝物质,DIC 更容易发生。多种造血系统肿瘤,以急性早幼粒白血病、淋巴瘤为主;其他实体瘤尤其是肺癌、前列腺癌、胰腺癌、肝癌,且广泛转移者更易诱发 DIC。

(2)病理产科:见于羊水栓塞、感染性流产、死胎滞留、重症妊娠高血压综合征、子宫破裂、胎盘早剥、前置胎盘等病例,由于羊水、胎盘等释放的组织因子大量进入血循环,激活外源性凝血系统,诱发 DIC。

(3)其他:如严重烧伤、广泛性外科手术、挤压综合征、急性血管内溶血、毒蛇咬伤等均可由受损的组织中释放出大量组织因子进入血液,促发凝血。

【发病机制】

正常机体内凝血与抗凝系统保持着动态平衡,DIC 的发生是由于体内凝血超过抗凝能力,从而导致全身微血管内凝血。以上各种病因激活内外源性凝血系统,产生大量凝血酶,使血液呈高凝状态,发生广泛的微血栓,造成微循环障碍、红细胞机械性损伤及溶血;当微循环内发生凝血时,大量血小板和凝血因子被消耗,从而使高凝状态转变为低凝状态;体内的继发性纤维蛋白溶解产生大量纤溶酶,除使纤维蛋白溶解外,还可水解其他凝血因子,故造成严重出血。

研究表明,由炎症等导致的单核细胞、血管内皮 TF 过度表达及释放,某些病态细胞(如恶性肿瘤细胞)及受损伤组织 TF 的异常表达及释放,是 DIC 最重要的始动机制。凝血酶与纤溶酶的形成是 DIC 发生过程中导致血管内微血栓、凝血因子减少及纤溶亢进的两个关键机制。炎症和凝血系统相互作用,炎症因子加重凝血异常,而凝血异常又可加剧炎症反应,形成恶性循环。感染时蛋白 C 系统严重受损,蛋白 C 水平降低且激活受抑,使活化蛋白 C(APC)水平降低,导致抗凝系统活性降低,加剧了 DIC 发病过程。

下列因素可促进 DIC 的发生:①单核.巨噬系统受抑,见于重症肝炎、大剂量使用糖皮质激素等;②纤溶系统活性降低;③高凝状态,如妊娠等;④其他因素如缺氧、酸中毒、脱水、休克等。

【病理生理】

1.微血栓形成 微血栓形成是 DIC 的基本和特异性病理变化。其发生部位广泛,以肺、心、脑、肝、肾最为多见,并引起相应功能的障碍,乃至衰竭。主要为纤维蛋白血栓及纤维蛋白-血小板血栓。

2.凝血功能异常 凝血功能异常是 DIC 最常见的病理变化。可分为三个阶段:①高凝期:为 DIC 的早期改变。②消耗性低凝期:出血倾向,PT 显著延长,血小板及多种凝血因子水平低下。此期持续时间较长,常构成 DIC 的主要临床特点及实验检测异常。③继发性纤溶亢进期:多出现在 DIC 后期,但亦可在凝血激活的同时,甚至成为某些 DIC 的主要病理过程。

3.微循环衰竭 微循环衰竭与 DIC 互为诱因,是 DIC 最常见的后果。毛细血管微血栓形成、血容量减少、血管舒缩功能失调、心功能受损等因素造成微循环衰竭。

4.微血管病性溶血 微血栓形成造成红细胞机械性损伤及溶血。缺氧、酸中毒使红细胞变形能力降低;败血症及内毒素等使白细胞趋化反应增强,产生大量自由基,使红细胞代谢和结构发生改变,加剧溶血。

【临床表现】

DIC 的临床表现可因原发病、DIC 类型、分期不同而有较大差异。常见有四大临床表现即出血、休克、栓塞和溶血。

1.出血   出血是 DIC 最突出的表现和初发症状,发生率为 $84\%\sim95\%$。特点为自发性、多发性、持续性出血,部位可遍及全身,多见于皮肤、黏膜、伤口及穿刺部位,表现为多部位的淤点或淤斑,伤口或穿刺部位渗血不止;其次为某些内脏出血,如咯血、呕血、尿血、便血、阴道出血,严重者可发生颅内出血。

2.休克或微循环衰竭   休克或微循环衰竭是诊断 DIC 的主要依据之一,发生率为 $30\%\sim80\%$。其特点为:①突然发生一过性或持续性血压下降。②早期即出现肾、肺、大脑等器官功能不全,表现为肢体湿冷、少尿、呼吸困难、发绀及神志改变等。③休克程度与出血量常不成比例。④顽固性休克,是 DIC 病情严重、预后不良的征兆。

3.微血管栓塞   微血管栓塞分布广泛,是引起多脏器功能衰竭的重要因素,发生率为 $40\%\sim70\%$。可为浅层栓塞,多见于眼睑、四肢、胸背及会阴部,黏膜损伤易发生于口腔、消化道、肛门等部位。表现为皮肤发绀,进而发生灶性坏死,斑块状坏死或溃疡形成。栓塞也常发生于深部器官,多见于肾、肺、脑等脏器,可表现为急性肾功能衰竭,呼吸衰竭,意识障碍,颅内高压综合征等。虽然出血是 DIC 患者最典型的临床表现,但器官功能衰竭在临床上却更为常见。

4.微血管病性溶血   微血管病性溶血约见于 25% 的患者。可表现为进行性贫血,贫血程度与出血量不成比例,偶见皮肤、巩膜黄染。DIC 早期溶血较轻,不易察觉,后期易于在外周血发现各种具特殊形态的红细胞畸形。外周血破碎红细胞数大于 2% 对 DIC 有辅助诊断意义。

【诊断要点】

存在易引起 DIC 的基础疾病,如感染、恶性肿瘤、病理产科、大型手术及创伤等。有下列两项以上临床表现:①多发性出血倾向;②不易用

原发病解释的微循环衰竭或休克;③多发性微血管栓塞的症状、体征,
如皮肤、皮下、黏膜栓塞性坏死及早期出现的肺、肾、脑等脏器功能衰
竭;④抗凝治疗有效。实验室检查:①有消耗性凝血障碍(血小板及血
浆凝血因子Ⅰ减少并进行性下降);②纤溶亢进检查 3P 试验阳性或血
浆 FDP>20mg/L。一般可作出诊断。

【治疗要点】

1.消除诱因及治疗基础疾病　如控制感染,治疗肿瘤、产科问题及
外伤;纠正缺氧、缺血及酸中毒等。

2.抗凝治疗　肝素抗凝治疗是终止 DIC 病理过程、减轻器官损伤,
重建凝血-抗凝平衡的重要措施。一般认为,DIC 的抗凝治疗应在处理
基础疾病的前提下,与凝血因子补充同步进行。

肝素使用指征:①DIC 早期(高凝期);②血小板及凝血因子呈进行
性下降,微血管栓塞表现(如器官功能衰竭)明显之患者;③消耗性低凝
期但病因短期内不能祛除者,在补充凝血因子情况下使用。下列情况
应慎用肝素:①手术后或损伤创面未经良好止血者;②近期有大咯血之
结核病或有大量出血之活动性消化性溃疡;③蛇毒所致 DIC;④DIC 晚
期,患者有多种凝血因子缺乏及明显纤溶亢进。

肝素监护最常用者为 APTT,正常值为(40±5)秒,肝素治疗使其
延长 60%～100%为最佳剂量。如用凝血时间(CT)作为肝素使用的血
液学监测指标,不宜超过 30 分钟。肝素过量可用鱼精蛋白中和,鱼精
蛋白 1mg 可中和肝素 100U。

其他抗凝治疗包括抗凝血酶 AT-Ⅲ、重组人活化蛋白 C(APC)等
药物。

3.抗血小板聚集药物　适用于轻型 DIC 或高度怀疑 DIC 而未能肯
定诊断者。可选用噻氯匹定、双嘧达莫(潘生丁)、阿司匹林分次口服,
复方丹参注射液或低分子右旋糖酐静脉滴注。

4.补充血小板及凝血因子　适用于有明显血小板或凝血因子减少
证据和已进行病因及抗凝治疗,DIC 未能得到良好控制者。适当输新

鲜全血、新鲜冷冻血浆、纤维蛋白原、血小板悬液、FⅧ及凝血酶原复合物,可补充消耗的凝血因子,改善出血倾向。

5.纤溶抑制药物　一般宜与抗凝剂同时应用。适用于 DIC 的基础病因及诱发因素已经去除或控制,并有明显纤溶亢进的临床及实验证据或 DIC 晚期,继发性纤溶亢进已成为迟发性出血主要原因的患者。常用药物有 6-氨基己酸、氨甲苯酸等。

6.溶栓疗法　主要用于 DIC 后期、脏器功能衰竭明显及经上述治疗无效者。可试用尿激酶或 t-PA。

7.其他治疗　糖皮质激素不作常规应用,但下列情况可予以考虑:①基础疾病需糖皮质激素治疗者;②感染-中毒休克并 DIC 已经有效抗感染治疗者;③并发肾上腺皮质功能不全者。山莨菪碱有助于改善微循环及纠正休克,DIC 早、中期可应用。

【护理要点】

1.一般护理　患者卧床休息,保持安静,根据病情采取合适体位,给予氧气吸入。必要时禁食、留置导尿管。对急性型 DIC 神志清楚者,做好解释,以消除恐惧心理,配合治疗。

2.用药护理

(1)迅速建立两条静脉通路,以保证抢救药物的应用和液体补充。注意维持静脉通路的通畅。

(2)遵医嘱正确配制和应用有关药物,尤其是抗凝药的应用。肝素过量而致出血,可采用鱼精蛋白静注中和肝素。

3.病情观察

(1)定时测量生命体征,观察意识状态、皮肤、黏膜出血范围及有无内脏或颅内出血,记录出入量,做好重症护理记录。

(2)持续、多部位的出血或渗血是 DIC 的重要特征,出血加重常提示病情进展或恶化。及时发现休克或重要器官功能衰竭,观察有无皮肤黏膜和重要器官栓塞的症状和体征,以便紧急抢救。

(3)实验室检查指标的监测是 DIC 救治的重要环节,护士应正确及时采集和送检各种标本,关注检查结果,及时报告医生。使用肝素时应密切观察出血减轻或加重,定期测凝血时间或凝血酶原时间,或活化部分凝血酶原时间,以指导用药。

第四章　白血病

第一节　急性白血病

急性白血病（AL）是起源于造血干细胞的恶性克隆性疾病，表现为骨髓中异常的原始细胞及幼稚细胞（白血病细胞）大量增殖，蓄积于骨髓和其他造血组织，同时抑制正常造血，并广泛浸润肝、脾、淋巴结等脏器，可出现贫血、出血、感染和浸润等征象。根据受累的细胞类型，AL又分为急性淋巴细胞白血病（ALL）和急性髓细胞白血病（AML）两类。

我国 AML 的发病率约为 1.62/10 万，而 ALL 则为 0.69/10 万。成人 AL 以 AML 多见，儿童以 ALL 多见。

【病因和发病机制】

急性白血病的病因目前尚未完全清楚。

1.物理因素　γ 射线、X 射线等电离辐射均可导致白血病。如接受放疗的强直性脊柱炎患者、日本原子弹爆炸后的幸存者中，白血病发病率均较正常人群明显增高。发病率的高低亦与放射剂量、时间和年龄等相关。

2.化学因素　职业性苯接触、接受如美法仑和亚硝基脲等烷化剂治疗的患者白血病的发生率显著增高。治疗银屑病的药物乙双吗啉亦证实与急性早幼粒细胞白血病（APL）的发病相关。吸烟亦可能与白血病发病相关。化学因素所致的白血病多为 AML。

3.生物因素　第一个被发现与成人 T 细胞白血病/淋巴瘤（ATL）有关的逆转录病毒是人类 T 淋巴细胞病毒 I 型（HTLV-1）。研究证实该病毒可以由母体向胎儿垂直传播,亦可通过血制品输注、性接触而横向传播。

4.遗传因素　约 7‰的患者表现为家族性发病。而同卵双胎中,如一人发生白血病,另一人的发病率可高达 1/5,较异卵双生者高 12 倍。Down 综合征、先天性再生障碍性贫血(Fanconi 贫血)、先天性血管扩张红斑病(Bloom 综合征)及先天性免疫球蛋白缺乏症等遗传学疾病其白血病发病率均较高。

5.其他血液病　某些血液病如慢性白血病、骨髓增生异常综合征、淋巴瘤、骨髓增殖性肿瘤如原发性血小板增多症、骨髓纤维化和真性红细胞增多症、多发性骨髓瘤、阵发性睡眠性血红蛋白尿等均可能进展成急性白血病。

关于白血病的发生,目前较为公认的是所谓的"二次打击"学说。一般而言,可至少分为两个阶段:首先是各种原因所致的单个细胞内基因的决定性突变,激活某种信号通路,导致克隆性异常造血细胞生成和凋亡受阻,进而强势增殖;随后进一步的遗传学改变(如某种融合基因的形成),可能会涉及某些关键转录因子,导致分化阻滞、紊乱,最终引起白血病。

【分类】

AL 可分为急性髓细胞白血病(AML)和急性淋巴细胞白血病(ALL)两大类。目前较为流行的分类标准包括法美英(FAB)分型和世界卫生组织(WHO)分型两种。

(一)AL 法美英(FAB)分型

1.AML 的 FAB 分型　M_0(急性髓细胞白血病微分化型 AML):骨髓原始细胞>30%,无嗜天青颗粒及 Auer 小体,核仁明显,髓过氧化物酶(MPO)及苏丹黑 B 阳性细胞<3%:电镜下 MPO 阳性;CD33 或 CD13 等髓系标志可呈阳性,淋巴系抗原常为阴性,血小板抗原阴性。

M_1(急性粒细胞白血病未分化型,AML without maturation):原粒细胞(Ⅰ型+Ⅱ型,原粒细胞质中无颗粒为Ⅰ型,出现少数颗粒为Ⅱ型)

占骨髓非红系有核细胞（NEC,指不包括浆细胞、淋巴细胞、组织嗜碱细胞、巨噬细胞及所有红系有核细胞的骨髓有核细胞计数）的 90% 以上,其中至少 3% 以上的细胞为 MPO 阳性。

M_2（急性粒细胞白血病部分分化型,AML with maturation）:原粒细胞占骨髓 NEC 的 30%～89%,其他粒细胞＞10%,单核细胞＜20%。

我国将 M_2 又分为 M_{2a} 和 M_{2b},后者由我国学者提出,特点为骨髓中原始及早幼粒细胞增多,但以异常的中性中幼粒细胞为主,有明显的核浆发育不平衡,核仁常见,此类细胞＞30%。

M_3（急性早幼粒细胞白血病,APL）:骨髓中以颗粒增多的早幼粒细胞为主,此类细胞在 NEC 中＞30%。

M_4（急性粒-单核细胞白血病,AMML）:骨髓中原始细胞占 NEC 的 30% 以上,各阶段粒细胞占 30%～80%,各阶段单核细胞＞20%。

M_4Eo（AML with eosinophilia）:除上述 M4 型的特点外,嗜酸粒细胞在 NEC 中≥5%。

M_5（急性单核细胞白血病,AMoL）:骨髓 NEC 中原单核、幼单核及单核细胞≥80%。原单核细胞≥80% 为 M_{5a},＜80% 为 M_{5b}。

M_6（红白血病,EL）:骨髓中幼红细胞≥50%,NEC 中原始细胞（Ⅰ型＋Ⅱ型）≥30%。

M_7（急性巨核细胞白血病,AMeL）:骨髓中原始巨核细胞≥30%。血小板抗原阳性,血小板过氧化物酶阳性。

2.ALL 的 FAB 分型

L_1 原幼淋巴细胞以小细胞（直径≤12μm）为主,胞质少,核型规则,核仁小而不清楚。

L_2 原幼淋巴细胞以大细胞（直径＞12μm）为主,胞质较多,核型不规则,常见凹陷或折叠,核仁明显。

L_3 原幼淋巴细胞以大细胞为主,大小一致,胞质多,内有明显空泡,胞质嗜碱性,染色深,核型规则,核仁清楚。

（二）AL 世界卫生组织（WHO）分型

WHO 分型是基于 FAB 分型,结合形态学、免疫学、细胞遗传学和分子生物学制定而成的,即所谓的 MICM 分型,其更能适合现代 AL 治疗策略的制定。

1.AML 的 WHO 分型(2008 年)

(1)伴重现性遗传学异常的 AML。

AML 伴 t(8;21)(q22;q22);RUNXl-RUNX1T1

AML 伴 inv（16）（p13. 1q22）或 t（16;16）（p13. 1;q22）;CBFβ-MYH11

APL 伴 t(15;17)(q22;q12);PML-RARa

AML 伴 t(9;11)(p22,q23);MLL-MLLT3

AML 伴 t(6;9)(p23;q34);DEK-NUP214

AML 伴 inv(3)(q21q26.2)或 t(3;3)(q21;q26.2);RPNl-EVI1

AML(原始巨核细胞性)伴 t(1;22)(p13;q13);RBM15-MKL1

AML 伴 NPM1 突变(暂命名)

AML 伴 CEBPA 突变(暂命名)

(2)AML 伴骨髓增生异常相关改变。

(3)治疗相关的 AML。

(4)非特殊类型 AML(AML,NOS)。

AML 微分化型

AML 未分化型

AML 部分分化型

急性粒单核细胞白血病

急性单核细胞白血病

急性红白血病

急性巨核细胞白血病

急性嗜碱粒细胞白血病

急性全髓增生伴骨髓纤维化

(5)髓系肉瘤。

(6)Down综合征相关的髓系增殖。

短暂性异常骨髓增殖（TAM）

Down综合征相关的髓系白血病

(7)母细胞性浆细胞样树突细胞肿瘤。

2.ALL的WHO分型（2008年）

(1)前体B细胞ALL(B-ALL)。

1)非特殊类型的B-ALL(B-ALL,NOS)；

2)伴重现性遗传学异常的B-ALL。

B-ALL伴t(9;22)(q34;q11);BCR/ABL

B-ALL伴t(v;11q23);MLL重排

B-ALL伴t(12;21)(p12;q22);TEL-AMLl(ETV6-RUNX1)

B-ALL伴超二倍体

B-ALL伴亚二倍体

B-ALL伴t(5;14)(q31;q32);IL3-IGH

B-ALL伴t(1;19)(q23;p13);E2A-PBXl(TCF3-PBX1)

(2)前体T细胞ALL(T-ALL)。

(3)Burkitt型白血病。

【临床表现】

AL的起病急缓不一,可起病隐袭,数周至数月内逐渐进展,亦可急骤起病。临床表现主要与正常骨髓造血功能受抑和白血病细胞浸润相关,多无特异性。

(一)正常骨髓造血功能受抑表现

白血病细胞大量增殖可造成骨髓中正常造血空间的减少,从而抑制了正常白细胞(WBC)、红细胞(RBC)和血小板(PLT)的生成,引起贫血、发热和出血等相关临床表现。

1.贫血　贫血常为白血病的首发症状,半数患者就诊时即有重度贫血,尤以继发于骨髓增生异常综合征(MDS)者多见。多为正常细胞性贫血,进行性加重。表现为面色苍白、虚弱、头昏甚至呼吸困难等。年老体弱患者可诱发心血管症状。

2.发热　发热亦为白血病患者的早期表现,主要与粒细胞缺乏所致的感染或白血病本身发热有关,但后者发热多不超过38.5℃。热度可从低热至高热不等,热型亦不定。常见感染部位有口腔、上呼吸道、肺部、肛周及全身(败血症)等。因正常粒细胞减少,局部炎症症状可以不明显。最常见的致病菌为革兰阴性杆菌,其次为革兰阳性球菌。因伴有免疫功能缺陷,还可能出现病毒、真菌、原虫等感染。

3.出血　40%患者以出血为早期表现,病情轻重不一,主要与凝血功能异常和血小板减少有关。表现为鼻出血、牙龈出血、皮肤瘀点瘀斑、月经过多等。严重者可出现颅内出血,表现为呕吐、头痛、双侧瞳孔不对称,甚至昏迷、死亡。约62%AL患者死于出血,其中87%为颅内出血。弥散性血管内凝血(DIC)常见于APL,表现为全身广泛性出血。

(二)白血病细胞浸润表现

1.淋巴结和肝脾肿大　淋巴结肿大以ALL多见,可发生于颈部、腋下和腹股沟、腹膜后等处,质地中等,无触痛和粘连。可有轻至中度肝脾大,但如继发于骨髓增殖性肿瘤,可有巨脾。

2.粒细胞肉瘤　又称绿色瘤,见于2%~14% AML患者,因原始细胞聚集于某一部位,富含的MPO使切面呈绿色而得名。一般累及骨膜,以眼眶部多见,可引起眼球突出、复视或失明等症状。

3.口腔和皮肤　牙龈增生和肿胀见于白血病细胞牙龈浸润;而皮肤浸润时可出现蓝灰色斑丘疹或皮肤粒细胞肉瘤,局部皮肤隆起变硬,以AML的M_4和M_5多见。如出现发热、肢端皮肤红色斑丘疹或结节,皮肤组织病理检查见皮层大量成熟中性粒细胞浸润,称为Sweet综合征。

4.骨骼和关节　骨髓腔内白血病细胞过度增殖时,常有胸骨下端的局部压痛,具有一定特异性。白血病细胞浸润至骨膜、骨和关节可引起骨骼和关节疼痛。骨髓坏死时可出现骨骼剧痛。

5.中枢神经系统白血病（CNSL）　以儿童、高白血病细胞、ALL 和 M_5 患者多见,常发生在缓解期,少数患者亦可以 CNSL 为首发表现。由于大部分化疗药物难以透过血-脑屏障,不能有效杀灭隐藏于 CNS 的白血病细胞,从而导致髓外复发。临床表现为头痛、恶心、呕吐、颈项强直、抽搐及昏迷等,少数患者可无症状。脊髓浸润可发生截瘫,神经根浸润可产生各种麻痹症状。诊断标准为:有中枢神经系统症状和体征;有脑脊液常规、生化的改变,细胞学涂片中见到白血病细胞;排除其他原因造成的中枢神经系统或脑脊液的相似改变。其中涂片可见白血病细胞为确诊指标。

6.胸腺　前纵隔(胸腺)肿块可见于约 10% 的 ALL 患者,多为 T-ALL。巨大的前纵隔肿块可压迫大血管和气管,甚至引起上腔静脉压迫综合征或上纵隔综合征,出现呼吸困难、咳嗽、发绀、颜面浮肿、颅内压增高等临床表现。

7.睾丸　表现为单侧、无痛性肿大,多见于 ALL 化疗缓解后的男性幼儿或青年,是髓外复发除中枢神经系统之外的常见部位之一。

8.其他　白血病细胞还可累及胸膜、肺、心、消化道、泌尿系统等,可无或有相应临床表现。儿童患者的扁桃体、阑尾或肠系膜淋巴结被浸润时,常易误诊为外科疾病。

【实验室检查】

(一)血象

WBC 增高见于大部分患者,也有不少患者 WBC 计数正常或减少,低者可<$1.0×10^9$/L,称为白细胞不增多性白血病,而超过 $10×10^9$/L 者称为白细胞增多性白血病;超过 $100×10^9$/L 称高白细胞性白血病。外周血涂片检查常可见原始和(或)幼稚细胞,但白细胞不增多性患者可能缺如。大部分患者伴有不同程度的贫血和血小板降低。

(二)骨髓象

骨髓细胞形态学检查是诊断 AL 的基础。骨髓增生多明显活跃或极度活跃,约 10% 的 AML 增生低下,称为低增生性 AL,但需骨髓活检证实。原始细胞占全部骨髓有核细胞≥30％（FAB分型标准）或≥20％（WHO分型标准）。大部分患者骨髓象中的原始、幼稚细胞显著增多，而较成熟的中间阶段细胞（如中、晚幼粒细胞）缺如，并残留少量成熟粒细胞，形成"裂孔"现象。正常的巨核细胞和幼红细胞减少。Auer小体常见于AML，不见于ALL。

（三）细胞化学

结合细胞学和化学染色，在结构完整的白血病细胞中原位显示其化学成分及其分布，是鉴别各类AL简单易行的重要依据。

（四）免疫学

根据白血病细胞表达的系列相关抗原确定其来源，如淋巴系T/B、粒-单系、红系、巨核系，后三者统称为髓系。白血病免疫分型欧洲组（EGIL）提出了免疫学积分系统，可将AL分为以下四型：①急性未分化型白血病（AUL），髓系和T或B系抗原积分均≤2；②急性混合细胞白血病或急性双表型（白血病细胞同时表达髓系和淋巴系抗原）或双克隆（两群来源于各自干细胞的白血病细胞分别表达髓系和淋巴系抗原）或双系列（除白血病细胞来自同一干细胞外余同双克隆型）白血病，髓系和B或T淋巴系积分均>2；③伴有髓系抗原表达的ALL（My^+ALL），T或B淋巴系积分>2同时髓系抗原表达，但积分≤2，和伴有淋巴系抗原表达的AML（Ly^+AML）髓系积分>2同时淋巴系抗原表达，但积分≤2；④单表型AL，表达淋巴系（T或B）者髓系积分为0，表达髓系者淋巴系积分为0。

特定的免疫表型与细胞形态、染色体改变有一定的关联：如M_3细胞CD13和CD33强阳性，而HLA-DR表达缺失；伴t(8;21)的AML常伴有B细胞表面标志CD19和CD79a；高表达CD34和CD117的白血病细胞往往分化较差。

（五）细胞遗传学和分子生物学

染色体核型异常见于半数以上AL患者。AML最常见的染色体改变为t(8;21)、t(15;17)、inv(16)、＋8、＋21等；而成人ALL中最常见的是 Ph 染色体。许多染色体异常伴有特定基因的改变：如 $M_3t(15$；$17)(q22$；$q21)$ 为 15 号染色体上的 PML（早幼粒白血病基因）与 17 号染色体上 RARα（维 A 酸受体基因）形成 PML/RARa 融合基因。

（六）血液生化改变

血清乳酸脱氢酶常升高，AML 中以 M4 和 Ms 多见，但增高程度较 ALL 低。血和尿中尿酸浓度增高较常见，特别是化疗期间。血清和尿溶菌酶活性增高见于 M_5 和 M_4，而 ALL 常降低。如发生 DIC 或纤溶亢进，相应的凝血检测可出现异常。合并 CNSL 时，脑脊液压力增高，WBC 增多（$>0.01\times10^9/L$），蛋白质增多（$>450mg/L$），而糖定量减少，细胞学涂片中找到白血病细胞是确诊 CNSL 的标准。

【诊断和鉴别诊断】

（一）诊断

依据临床表现、血象和骨髓细胞学检查诊断 AL 一般不难。但初诊患者应尽可能完善 MICM 检查，以综合判断患者预后、进行危险度分层并制定相应的治疗方案。

（二）鉴别诊断

1.类白血病反应　是指患者在某些情况下出现外周血白细胞显著增高，可出现中、晚幼粒细胞；骨髓粒系左移，有时原始细胞会增多。但类白血病是正常骨髓对某些刺激信号作出的一种反应，有明确的原发病，血液学异常指标随原发病的好转而恢复；NAP 活力显著增高；无 Auer 小体。常见于各种感染、中毒、恶性肿瘤变态反应性疾病以及急性失血、溶血性贫血、组织损伤等。

2.MDS　MDS 的 RAEB 型外周血和骨髓中均可出现不同比例的原始和（或）幼稚细胞，但骨髓中原始细胞小于 20%，同时伴有病态造血，易与 AL 鉴别。

3.再生障碍性贫血（AA）及特发性血小板减少性紫癜（ITP）　主要与 WBC 不增多性白血病相区别。根据骨髓细胞学检查和 AL 的临床浸润征象不难鉴别。

4.传染性单核细胞增多症(IM)　可有类似的发热、淋巴结和肝脾肿大等临床表现。但外周血出现较多异形淋巴细胞,其形态不同于原始细胞,骨髓细胞学检查原始和(或)幼稚细胞比例正常;血清中嗜异性抗体效价逐步上升;可检测出 EB 病毒标志物;病程短,为自限性疾病。

【治疗】

AL 确诊后即应尽量完善 MICM 检查,根据结果进行预后分层,同时结合患者基础状况、经济能力和自身意愿等情况,制定个体化治疗方案并及早治疗。拟进行造血干细胞移植(HSCT)的患者应尽早行 HLA 配型。

(一)抗白血病治疗

1.治疗策略

(1)诱导缓解治疗:为白血病治疗的第一阶段,应用联合化疗使患者迅速获得完全缓解(CR)。完全缓解即为白血病的症状和体征消失,外周血中性粒细胞绝对值$\geqslant 1.5 \times 10^9/L$,PLT$\geqslant 100 \times 10^9/L$,无白血病细胞;骨髓中原粒细胞(原单＋幼单核细胞或原淋＋幼淋巴细胞)$\leqslant 5\%$,M_3 则要求原粒＋早幼粒细胞$\leqslant 5\%$且无 Auer 小体,同时红细胞及巨核细胞系正常;无髓外白血病。最理想的 CR 状态为白血病免疫学、细胞遗传学和分子生物学异常均消失。

(2)缓解后治疗:目的为争取患者的长期无病生存(DFS)和痊愈。初治时患者体内的白血病细胞总量约为 $10^{10} \sim 10^{12}$ 个,诱导缓解达 CR 时,体内仍残留部分白血病细胞,称为微小残留病(MRD),其数量约为 $10^8 \sim 10^9$,所以 CR 后治疗必须进行,防止复发。包括巩固、强化和维持治疗。

2.AML 的治疗

(1)诱导缓解(APL 除外):最常用的是蒽环/蒽醌类药物联合阿糖胞苷(Ara-C)组成的"3＋7"方案:蒽环/蒽醌类药物,静脉注射,第 1~3 天;联合 Ara-C 100~200mg/$(m^2 \cdot d)$,静脉滴注,第 1~7 天。蒽环/蒽醌类药物主要有柔红霉素(DNR)、米托蒽醌(MIT)和去甲氧柔红霉素

(IDA),其中 DNR 最为常用。提高蒽环/蒽醌类药物剂量或采用高剂量 Ara-C(HDAra-C)不能提高 CR 率,但对延长缓解期有利。国内采用生物酯碱——高三尖杉酯碱(HHT)联合 Ara-C 诱导治疗 AML,CR 率为 60%～65%。

诱导化疗后早期(+7 天)应复查骨髓象,了解残留白血病水平和骨髓增生程度并据此及时调整治疗强度,可有效提高诱导缓解率:①对于应用标准剂量 Ara-C 诱导患者:如有明显的残留白血病(≥10%),可考虑重复上述方案化疗(双诱导治疗)或等待观察(特别是对于骨髓增生低下者);如残留白血病细胞<10%而无增生低下,可考虑蒽环/蒽醌类药物联合标准剂量阿糖胞苷化疗或等待恢复;如残留白血病细胞<10%且增生低下则应等待恢复。②对于应用中剂量 Ara-C 诱导患者:如残留白血病≥10%,按诱导失败对待;如残留白血病细胞<10%而无增生低下,可考虑小剂量阿糖胞苷预激化疗或等待恢复;如残留白血病细胞<10%且增生低下则应等待恢复。

如患者有前驱血液病史或为治疗相关性 AML,除可采用上述方案外,还可考虑加入合适的临床试验或进行异基因造血干细胞移植。

1 个疗程即获 CR 者 DFS 较 2 个疗程诱导才达 CR 者高,如 2 个标准疗程仍未达 CR 者,提示原发耐药,需更换化疗方案,一旦获得 CR 即应进行异基因 HSCT。

(2)APL 诱导缓解治疗:初治 AML 患者一旦疑诊 APL 即应尽早开始全反式维 A 酸(ATRA)口服治疗直至缓解,剂量一般为 25～45mg/(m² · d),如随后细胞遗传学或分子生物学未能证实则按一般的 AML 进行治疗。ATRA 通过诱导带有 PML-RARa 融合基因的早幼粒白血病细胞分化成熟达到治疗目的。ATRA 联合蒽环类药物为主的化疗是目前较为公认的标准诱导方案,如不能耐受化疗者应应用 ATRA+砷剂(三氧化二砷,ATO)治疗。维 A 酸综合征(RAS)多见于应用 ATRA 诱导过程中,发生率 3%～30%,可能与细胞因子大量释放和黏附分子表达增加有关。临床表现为发热、体重增加、呼吸窘迫、肺间质浸润、胸腔积液、心包积液、水肿、肌肉骨骼疼痛、低血压、急性肾衰竭等。初诊时 WBC 较高或治疗后迅速上升者易发生 RAS。治疗包括暂停 ATRA、化疗、高剂量地塞米松(10mg,静脉注射,每日 2 次)和吸氧、利尿等。APL 合并出血者应输注新鲜冰冻血浆、冷沉淀和血小板。国内 ATRA+砷剂±化疗也可作为 APL 一线诱导治疗,特别是对于具有高危因素的患者。

(3)缓解后治疗:①AML 患者 CNSL 的发生率远较 ALL 低,CR 后应行脑脊液检查并预防性鞘内注射化疗药物的适应证包括:初诊时白细胞$\geqslant 100 \times 10^9$/L,$M_4$/$M_5$。②AML 比 ALL 的治疗时段明显缩短。但 APL 用 ATRA 获得 CR 后,仍需蒽环类药物为基础的化疗(如为高危患者,即初治时 WBC$\geqslant 10 \times 10^9$/L,应加用中大剂量 Ara-C)、ATRA以及砷剂等药物交替维持治疗 2～3 年。AML CR 后可采用 HDAra-C方案($2～3g/m^2$,每 12 小时 1 次,静滴 3 小时)巩固强化,连用 6～8 个剂量,单用或与安吖啶、MIT、DNR、IDA 等联用。伴有累及 CBF 融合基因的 AML 适用 HDAra-C 巩固强化至少 3～4 个疗程,长期维持治疗已无必要。缓解后化疗根据患者的细胞遗传学/分子生物学指标进行危险度分级,建议:①高危组首选异基因 HSCT,移植前至少行一疗程的巩固化疗;②中危组,可行 1～2 疗程化疗后行自体或异基因HSCT,或行多疗程(一般为 3～4 个)中、大剂量 Ara-C 化疗,或$\geqslant 6$ 疗程的标准剂量缓解后化疗;③低危组首选多疗程中、大剂量 Ara-C 化疗,1～2 个疗程化疗后进行自体 HSCT 或$\geqslant 6$ 疗程的标准剂量缓解后化疗也可选用。

通过多色流式细胞术、FISH、定量 PCR 等技术监测患者体内MRD 水平可有效预警白血病复发。巩固治疗后 MRD 持续高水平或先降后升,高度提示复发风险。

(4)复发、难治性 AML 的治疗:约 20%患者标准方案化疗无法获得 CR_1,同时很多患者 2 年内会复发,对于复发难治患者目前缺乏有效的治疗方法。进行异基因 HSCT(allo-HSCT)仍是目前较好的可能获得长期缓解的治疗措施,通过挽救方案化疗获得缓解后再进行移植有利于提高移植疗效。可选用的化疗方案有:①HD Ara-C 为基础的联合化疗:年龄 60 岁以下、身体状况及支持条件较好者,可选用。②新型无交叉耐药的药物组成的联合化疗:如新型烷化剂——cloretazine、核苷酸类似物——氯法拉滨、靶向药物如 FLT-3 抑制剂以及髓系单克隆抗体等。③预激方案化疗(如粒细胞集落刺激因子 G-CSF＋阿克拉霉素＋Ara-C)。④对于年龄≥60 岁、全身状况较差的患者可仅进行支持治疗、加入临床试验或使用新药治疗。APL 复发者用砷剂治疗仍有效。供体淋巴细胞输注(DLI)、二次移植适用于异基因 HSCT(allo-HSCT)后复发患者。

　　3.ALL 的治疗

　　(1)诱导缓解:由长春新碱(VCR)和泼尼松(P)组成的 VP 方案,是目前 ALL 诱导缓解的基本方案,儿童可获得 95％的 CR 率,而成人ALL 约为 50％,但易复发,CR 期不长。目前已证实,白血病的治疗关键在于早期阶段,因此主张早期即采用强烈的联合化疗方案,在短期内达到 CR,最大程度地杀灭白血病细胞,减少微量残留白血病细胞数量,有效防止耐药形成。DVLP 方案现为 ALL 诱导的推荐标准方案[DNR＋VCR＋左旋门冬酰胺酶(L-ASP)＋P],CR 率约为 75％～92％。DVLP 基础上加用环磷酰胺(CTX)或 Ara-C,可提高 T-ALL 的 CR 率和 DFS。CTX 可导致出血性膀胱炎,常用美司钠(mesna)预防。hyper-CVAD 作为 ALL 的诱导治疗,CR 率也可达 90％以上。成熟B-ALL可应用高剂量甲氨蝶呤(HD-MTX)＋高剂量 CHOP(COPADM方案)治疗,CR 率 70％～80％,DFS 为 50％。Ph-ALL 为极高危患者,诱导化疗期间应联合应用伊马替尼,可有效提高 CR 率,并减少继发耐药的发生。青少年和年轻成人 ALL 可参照儿童治疗方案,酌情增加化疗药物的剂量,可获得更好疗效。

　　(2)缓解后治疗:缓解后的巩固强化和维持治疗十分必要,应根据危险度分级进行个体化治疗。儿童高危或极高危组 ALL 应首选在

CR1 时行 allo-HSCT。如未行 allo-HSCT，ALL 总疗程一般需 3 年。为克服耐药并在脑脊液中达到治疗药物浓度以防治 CNSL，目前较为常用的方案是 HD AraC($1\sim3g/m^2$) 和 HD MTX($2\sim3g/m^2$)。HD-MTX 的常见副反应是严重黏膜炎，在应用后需加用甲酰四氢叶酸钙解救。巯嘌呤(6-MP) 和 MTX 联用是普遍采用的有效维持方案。成人 ALL 的 5 年生存率约为 30%～40%。

（3）CNSL 的防治：CNSL 较常见于 ALL 患者，是最常见的髓外白血病之一。CNSL 防治措施包括鞘注化疗药物、大剂量全身化疗和颅脑照射，预防一般采用前两种方法。预防性鞘注通常在 ALL 缓解后开始，可联合鞘内注射地塞米松、MTX 或（和）Ara-C，共 4～6 次。如确诊为 CNSL 则需每周鞘注两次，直至脑脊液检查正常再每周一次，连续 4～6 周；对未曾接受过照射的 CNSL 亦可采用 HD MTX（或 HD Ara-C）化疗联合中枢神经系统照射(12～18Gy)。

（4）睾丸白血病治疗：单独应用化疗药物一般疗效不佳，必须进行放射治疗，即使仅有单侧睾丸肿大也要进行双侧照射和全身化疗。

（5）HSCT：auto-HSCT 虽然复发率较高，但因有无需寻找供者、费用较低且无移植物抗宿主病（GVHD）风险等优点，可选择性应用于部分标危或中危患者。allo-HSCT 是目前唯一可能治愈 ALL 的手段，长期存活率约为 40%～65%。主要适应证为：①CR_1 期高危或极高危 ALL：伴有高危染色体异常如 t(9;22)、t(4;11)、+8；初诊时 WBC>100×10^9/L 的 T-ALL 或>30×10^9/L 的前 B-ALL；诱导化疗 6 周后 MRD>10^{-2} 且在巩固维持期持续存在或不断增高者；达 CR 时间>4～6 周者；②第二次缓解期（CR_2）ALL：CR_1 持续时间<30 个月或者 CR_1 期 MRD 持续高水平；③复发难治性 ALL。

（6）ALL 复发治疗：一般为骨髓复发，髓外复发多为 CNS 和睾丸。单纯髓外复发者多可同时发现骨髓 MRD，血液学复发随后出现；因此目前主张进行髓外局部治疗的同时，应进行全身化疗。ALL 一旦复发，即使化疗后再次达 CR，但通常均较为短暂（中位时间 2～3 个月），长期生存率5%,应尽早进行 allo-HSCT 或二次移植。

4.老年 AL 的治疗 大于 60 岁的 AL 中,由继发于某些理化因素、MDS 转化而来、不良核型、耐药、重要器官功能不全者多见,疗效不佳,治疗应特别强调个体化。多数患者化疗需降低剂量,有条件的单位应鼓励患者加入合适的临床试验。有 HLA 相合的同胞供体者可行降低强度预处理 HSCT(RIC-HSCT)。部分患者如预测耐受性较差,可选择仅进行支持对症治疗。

(二)一般治疗

1.紧急处理高白细胞血症 循环血液中 WBC$>100\times10^9$/L 时,患者可产生白细胞淤滞症,表现为呼吸困难、低氧血症、颅内出血、言语不清、阴茎异常勃起等,其机制为:由于血中大量的白细胞(主要为白血病细胞)在微循环中淤滞,导致血黏滞度增高,血流减缓,极易在脑、肺、肾、腹腔等形成血管栓塞,同时由于白血病细胞浸润破坏血管壁导致出血、水肿,以及因大量白血病细胞崩解释放出促凝物质,形成 DIC。故病理学检查往往表现为白血病血栓梗死与出血并存。白细胞淤滞症发生后短期死亡率极高,应紧急处理,处理的关键是迅速降低周围血中的白细胞。当血 WBC$>100\times10^9$/L 时首选使用血细胞分离机(APL 除外)去除 WBC,但对技术设备要求较高、价格较昂贵,故患者应同时给以化疗药物及水化碱化等综合治疗,预防肿瘤溶解综合征的发生。化疗药物可选用:AML 可用羟基脲 6～10g/d,分次服用;ALL 用地塞米松 10mg/m^2,静脉注射,联合或不联合其他化疗药物(如 CTX)。

2.防治感染 严重的感染是 AL 主要的死亡原因之一,因此防治感染非常重要。对于粒细胞减少,特别是在化疗后患者,因可持续相当长时间,同时化常致黏膜损伤,故患者宜隔离于消毒隔离病房或层流病房中,所有医护人员和探访者均应洗手、消毒、佩戴口罩以预防交叉感染。食物和食具应先灭菌。G-CSF 或粒-单核系集落刺激因子(GM-CSF)的应用可有效缩短粒细胞缺乏期,可用于 ALL 和老年、强化疗或伴感染的 AML。如出现发热等感染症状,应积极寻找感染源、病原体并迅速经验性应用抗生素治疗,待病原学结果出来后调整抗感染药物。

3.成分输血 PLT 过低有严重出血的风险,可输注单采血小板,维持 PLT≥$10×10^9$/L;如合并发热和感染者应适当放宽输注指征。严重贫血患者应吸氧、输浓缩红细胞,维持 Hb>60g/L,甚至 80g/L 以上;但白细胞淤滞时应慎重,以免增加血粘度。成分血均建议行白细胞过滤并经辐照(约 25Gy)处理灭活淋巴细胞后再输注,以减少输血反应及输血后移植物抗宿主病(GVHD)的发生。

4.代谢并发症 白血病细胞负荷较高者,尤其是高白细胞患者化疗期间,因细胞大量崩解,容易产生高尿酸血症、低钙血症和高磷血症等代谢紊乱,甚至高钾血症和急性肾功能不全。因此临床上应密切监测生化指标并充分水化(补液量>3L/d,每小时尿量>$150ml/m^2$)、碱化尿液、降低尿酸(别嘌呤醇,每次 0.1g,每日 3 次)。出现无尿和少尿即应按急性肾功能衰竭处理。

【预后】

AL 若不经特殊治疗平均生存期仅数月。目前多强调对患者在初治时即完善 MICM 检测,进行危险度分层,实行个体化治疗,经过现代综合治疗,部分患者可获得长期存活。年龄较大与白细胞计数较高的 AL 患者,预后不良。对于 ALL,无高危因素者预后最好,CR 后经过巩固与维持治疗,大部分能够长期生存。成人 ALL 预后远不如儿童,3 年以上存活率仅 30%。M_3 若能避免早期死亡则预后良好,多可治愈。AML 患者,细胞遗传学以及基因突变情况可能更能提示疾病预后,如正常核型 AML 伴单独 FLT3 突变者,预后较差,伴单独 NPM1 突变者预后较好;而 inv(16)及 t(8;21)患者预后虽然相对较好,但如同时伴有 KIT 基因突变则预后较差。此外,继发于放化疗或 MDS 的白血病、达 CR 时间较长、早期复发、多药耐药、合并髓外白血病者预后均较差。

【护理措施】

1.病情观察 观察病人有无体温升高、血压下降、脉搏细速弱、尿量减少等败血症表现;有无皮肤黏膜出血加重及头痛、意识障碍、瞳孔不等大等颅内出血表现;化疗后注意观察有无头痛、呕吐、脑膜刺激征等中枢神经系统白血病表现。

2.化疗的护理 肿瘤化疗后的用药已从过去每日或隔日给药一次改变为间断大剂量给药,以最大限度杀伤肿瘤细胞,并给骨髓及其他正常组织以修复的机会。临床上化疗常采用静脉、动脉、腔内、肌内注射及口服等途径给药。现代医学的介入疗法,是化疗的新途径。

(1)心理支持:向患者做好有关治疗的宣教和解释工作。尤其是采用介入疗法时,应该施以精神开导,增加战胜疾病的信心,解除其紧张、恐惧、消极的精神状态,以取得患者的配合。如有脱发者,可配置发套,病情允许情况下,可以组织患者散步及娱乐活动,尽量使患者在接受化疗过程中处于最佳身心状态。

(2)生活护理:因化疗反应致体虚加重,生活不能自理的患者,应耐心细致地做好生活护理,以满足生活上的基本需要,尽量创造良好的生活环境,控制探视人员,省语言,少思虑,避风寒,注意保暖,防止复感外邪。

(3)饮食护理:治疗期间应给予清淡、营养丰富、易于消化的食物,并应注重食物的色、香、味、形,以增进食欲,保证营养。治疗间歇阶段则宜给具有补血、养血、补气作用的食品,以提高机体的抗病能力。

(4)静脉给药治疗护理:①药液配制要新鲜;剂量、浓度及使用方法要准确无误,以免影响药效。②保护血管以备长期用药,注射部位每次更换,计划使用。操作时应先用生理盐水进行穿刺,待成功后再注药液。药液输注完成后再次生理盐水冲管。③操作要稳、准、轻、快。事先做好穿刺局部的准备(按摩、保暖等),力求穿刺成功。④药液滴注出现外渗及外漏时应立即停止注入,重新穿刺。局部可用药物外敷,或作局部封闭,以减轻局部组织的损伤,促其吸收并防止感染。

(5)介入疗法给药治疗护理:①术前应做好思想工作,根据给药途径备皮,做药敏试验,药液配制要求同静脉给药法。②体位护理:最常用股动脉导管给药,患者应取平卧位,手术肢体严禁屈曲移动,导管创口部位置沙袋压迫止血 24h。观察创面如有渗血或出血应立即报告医师,给予重新处置。③病情较重的患者如出现吐血或便血,可疑似应激性胃溃疡,应立即报告医师。④术后给药应严格按医嘱执行,并观察患者的全身反应。严格按水化、解毒、排毒三步护理程序给药,并应注意时间及剂量准确性。

(6)鞘内注射化疗药物的护理:鞘内注射化疗药物是防治中枢神经性白血病(CNS)最有效的方法之一。鞘注化疗药可引起双下肢麻木及疼痛、头痛、头晕、恶心、呕吐、发热、抽搐等不良反应,尤以双下肢麻木或疼痛为最常见,停止鞘注一般很快自行缓解,与药物刺激神经关系密切。鞘注不良反应严重时可出现神经毒性反应,如不及时给予强有力的脱水治疗,甚至可导致死亡。

鞘注前后的护理要点包括:协助病人采取头低抱膝侧卧位,协助医生做好穿刺点的定位和局部的消毒与麻醉,推注药物速度宜慢;操作过程中应严密观察病人生命体征,注意病人面色、口唇、瞳孔等。如发现出汗、恶心、呕吐、口唇发绀、瞳孔不等大、颈项强直等,立即停止穿刺,并作相应的处理。拔针后局部予消毒纺纱覆盖、固定,嘱病人去枕平卧4～6h。做好腰穿点的观察与护理,预防感染发生。

(7)化疗药物副作用的护理:

①局部反应:一些刺激性较强的化疗药物当静脉注射时可引起严重的局部反应。化疗引起静脉炎是常见的不良反应。根据临床表现可分为三类:红热型(沿静脉血管走向区域发热、肿胀及疼痛)、栓塞型(沿静脉走向处变硬,呈条索状硬结,外观皮肤有色素沉着;血流不畅伴疼痛)、坏死型(沿静脉穿刺部位疼痛加剧,皮肤发黑坏死,甚至深达肌层)。

预防:为保护外周静脉及减轻病人痛苦,化疗最好能采用留置深静脉导管;如果患者经济状况不允许留置深静脉导管,化疗前为患者长期治疗考虑,护士应当慎重选择经静脉化疗采用的血管,使用血管一般由远端向近端,由背侧向内侧,左右臂交替使用,因下肢静脉易形成血栓,除上肢静脉综合征外,不宜采用下肢静脉给药。同时,护士应避免反复穿刺同一部位静脉,在推注药液过程应反复抽回血,以确保针在血管内;还应根据血管直径选择针头,针头越细对血管损伤面越小,一般采用6号半～7号头皮针;此外,当有数种药物给予时,先用刺激性强的药物,且药物稀释宜淡,静脉注射宜缓,注射前后均用10～20ml生理盐水冲入;拔针前回吸少量血液在针头内,以保持血管内负压,然后迅速拔针,用无菌棉球压迫穿刺部位3～5min,同时抬高穿刺的肢体,以避免血液返流,防止针眼局部淤斑,有利于以后再穿刺。

药液外漏及静脉炎的处理:如果注射部位刺痛、烧灼或水肿,则提示药液外漏,需立即停止用药(边回抽边退针,不宜立即拔针)并更换注射部位。漏药部位根据不同的化疗药物采用不同的解毒剂做皮下封闭,如氮芥、丝裂霉素、更生霉素溢出可采用硫代硫酸钠,如长春新碱外漏时可采用透明质酸酶或8.4%碳酸氢钠。其他药物均可采用等渗盐水或加地塞米松封闭方法;可用20ml注射器抽取解毒剂在漏液部位周围采取菱形注射,为防止疼痛还需局部注射普鲁卡因2ml,必要时4h后可重复注射。漏液部位冷敷,也可配合硫酸镁湿敷直到症状消失。静脉炎发生后局部血管禁止静注,患处勿受压,可行局部热敷,按血管走行用强的松软膏或喜辽妥等药物外涂,或金黄膏、青敷膏等清热解毒、活血化瘀药物外敷。鼓励病人多做肢体活动,以促进血液循环。

②胃肠道反应:胃肠道黏膜上皮细胞对化疗药物极为敏感,大多数化疗药物可引起胃肠道反应,表现为:口干、厌食、恶心、顽固性呕吐,甚至腹痛、腹泻等。出现反应的时间、程度与病人体质有关,大多数病人在用药后3～4h出现。

预防与护理:A.促进食欲:及时去除呕吐物,消除令病人不快的气味,尽量保持环境清洁,安静;做好口腔护理,使病人感到舒适,提高食欲;鼓励病人家属尽量与病人一起用餐,以提高病人的食量等。依据病情适当活动,休息时取坐位或半卧位,避免饭后立即平卧,饭后1～2h时坐在椅子上休息。B.采取舒服的卧位,鼓励病人做深呼吸,以减轻恶心感；可以利用针灸，指压来减轻症状，常用内关、足三里等穴位。发生呕吐时头侧向一边，呕吐后及时漱口，清洁口腔；给予心理支持，分散注意力。C.药物消除：必要时，应在化疗前 1～2h 和化疗后 4～6h 给予止吐剂，每 6～8h 重复给药 1 次，维持 24h 的有效血药浓度，以减轻恶心呕吐。止吐剂可引起嗜睡，口服止吐剂应卧床休息半小时至一小时后再起床。化疗后呕吐 1 天以上不能进食，要遵医嘱给予营养支持治疗。

　　③黏膜、皮肤反应：某些化疗药物的毒性亦表现在黏膜上，尤其是大剂量应用时常引起严重的口腔炎、口腔糜烂、坏死。口腔炎发生后应给予及时、合理的治疗和护理：A.口服化疗药物后反复漱口并多次饮水，以减轻药物对黏膜的毒性刺激。B.保持口腔清洁，给予 1％～2％雷夫诺尔或 4％苏打水漱口，1 日 4 次。C.口腔炎发生后应改用 1％～2％雷夫诺尔和 1％双氧水交替漱口；嘱病人不要使用牙刷，而用棉签轻轻擦洗口腔牙齿；涂药前先轻轻除去坏死组织，反复冲洗，溃疡者可用龙胆紫或紫草油涂抹患处，也可给予西瓜霜等局部治疗。因口腔疼痛而致进食困难者给予 2％普鲁卡因含漱，止痛后再进食，给予无刺激性软食或流质。

　　大约有 50％的病人在化疗中出现不同程度的皮肤反应，轻者皮肤干燥，色素沉着，全身瘙痒，局部可用开水洗净涂氟轻松软膏；重者形成斑丘疹，有渗出液或小水泡，涂龙胆紫防止破溃感染；对发生剥脱性皮炎者，应采取保护性隔离，局部涂氧化锌软膏，红外线照射每日 2 次。

　　脱发常见于阿霉素、更生霉素、环磷酰胺的反应，是化疗药物损伤毛囊的结果。病人因头发大量脱落甚至秃发而精神苦闷，应告诉病人这一反应是可逆的，化疗结束后头发可再生，化疗前头颅置冰帽或充气止血带，用药结束后 10min 除去此带，采取这种措施可减轻脱发。向病人解释因身体外表变化而引起的心理反应是正常的，化疗时，身体的某些变化是暂时的，以后会慢慢恢复。鼓励病人说出自己的感受，并给予正面的引导，告诉病人可戴假发以掩饰缺陷，鼓励病人参加社交活动。

　　④骨髓抑制：化疗药物杀伤肿瘤细胞的剂量与损害骨髓的剂量差

异很小,因此,对接受化疗的病人应密切观察骨髓抑制征象,其特征是血细胞减少,这是抗肿瘤治疗的主要危险,故应定时为病人进行血细胞计数和骨髓检查,当白细胞低于 $4 \times 10^9/L$,血小板计数下降至 $100 \times 10^9/L$ 时,除停止化疗外,还应予以保护性隔离,并采取预防并发症的措施:A.为患者创造一个空气清新、整洁的环境,绝对禁止病人与传染性疾病相接触,防止交叉感染,严格无菌操作,病人一切用物经灭菌处理后方可使用。B.预防呼吸道感染,病房用紫外线空气消毒每日 1 次,2% 来苏水湿式扫床,地面消毒每日 2 次,消毒液擦地每周 2 次。C.观察病人任何部位有无出血倾向,如牙龈、鼻子出血,皮肤淤斑,血尿及便血等。保持室内适宜的温度及湿度,病人的鼻黏膜和口唇部可涂石蜡油防止干裂,静脉穿刺时慎用止血带,注射完毕时压迫针眼 5min,严防利器损伤病人皮肤。

⑤泌尿系毒性反应:因化疗药物导致肿瘤细胞及正常组织细胞大量破坏,少数病人可出现高尿酸血症。有些药物通过肾脏以原型排出,其代谢产物在酸性环境中易沉淀甚至形成结晶造成尿路阻塞,导致肾功能衰竭,因此,治疗中必须采用水化和碱化来预防这一并发症。

水化能保证药物快速从体内排出,故除医嘱外,应鼓励病人多次饮水,保证每日入量在 4000ml 以上,尿量在 3000ml 以上;对入量已够,但尿量少者,需给予利尿剂以促进药排泄。

尿碱化时保证 $pH > 6.5 \sim 7$,可加速代谢产物的溶解、排出,避免沉淀产生尿酸结晶,这要求在病人每次尿后测 pH 值,如 pH 值低于 6.5 时,报告医生及时增加碱性药物用量。

环磷酰胺的药物特点是以原型排出,如摄水量不足,药物在尿中过度浓缩可引起出血性膀胱炎,护理中除嘱病人大量饮水外,还应重点观察有无膀胱刺激症状,排尿困难及血尿。

⑥心、肝、神经毒性:引起心脏毒性的药主要有蒽环类抗生素(如柔红霉素、阿霉素)及三尖杉酯碱类药物。蒽环类抗生素造成的心脏毒性反应在临床上有急性心脏损害和慢性蓄积性心脏毒性反应,可引起心

肌及心脏传导损害。用药前、后应监测病人的心率、节律及血压；药物要缓慢静滴，＜40滴/分；注意观察病人的面色和心率，以病人不觉心悸为宜。一旦出现毒性反应，应立即报告医生并做好相应的处理准备与配合工作。巯嘌呤、甲氨蝶呤、门冬酰胺酶对肝功能有损害作用，用药期间应观察病人有无黄疸，并定期监测肝功能。长春新碱等可引起周围神经炎，表现为指（趾）麻木、腱反射消失、感觉异常，有时还可发生便秘或麻痹性肠梗阻。有些药物可产生中枢神经毒性，主要表现为感觉异常、振动感减弱、肢体麻木、刺痛、步态失调、共济失调、嗜睡、精神异常等。

⑦其他：如听力减退、皮疹、面部或皮肤潮红、指甲变形、骨质疏松、膀胱及尿道刺激征、不育症、闭经、性功能障碍、男性乳腺增大等也可由部分化疗药物引起。

【健康教育】

1.向患者及家属解释白血病的有关知识，如常见病因及早期表现、治疗进展、治疗效果等，并介绍治疗成功的典型病例，树立患者治疗的信心。

2.教会患者及家属预防感染和出血的措施。

3.指导患者及家属进行饮食调养。食物应尽量做到多样化，多吃高蛋白、多维生素、低动物脂肪、易消化的食物，及新鲜水果、蔬菜。为防止化疗引起的白细胞、血小板等下降，宜多食血肉之品，如动物肝、蛋、瘦肉、鱼、鸡肉等；同时可配合药膳提高免疫功能，如党参、黄芪、当归、红枣、花生等。增加食欲，可采取更换食谱，改变烹调方法，增加食物的色、香、味；少量多餐，在饮食中可加入一些生姜，以止呕；也可用药膳健脾开胃，如山楂肉丁、黄芪、山药、萝卜、陈皮等。

4.缓解期保持良好的生活方式，起居规律，充分休息，情绪乐观，结合个人的兴趣爱好选择合适的锻炼方式，增强免疫力。

5.指导患者出院后按医嘱用药，定期复查。有病情复发征象，如贫血、出血、感染、骨痛等应及时就医。

第二节　慢性白血病

慢性白血病(CL)的细胞分化停滞在较晚的阶段,多为较成熟幼稚细胞和成熟细胞,病情发展缓慢,自然病程为数年。

CL 临床上可分为两大类,即慢性髓细胞白血病(简称慢粒白血病或慢粒,CML)和慢性淋巴细胞白血病(简称慢淋白血病或慢淋,CLL)。少见类型的白血病,如毛细胞白血病(HCL)、幼淋巴细胞白血病(PLL)等也归于慢性淋巴细胞白血病。我国以慢性粒细胞白血病为多见。

(一)慢性粒细胞白血病

本病是一种发生在多能造血干细胞上的恶性骨髓增生性疾病(获得性造血干细胞恶性克隆性疾病)。特点为病程发展缓慢,外周血粒细胞显著增多并有不成熟性,脾脏肿大。在受累的细胞系中,可找到 Ph 染色体和 BCR-ABL 融合基因。其自然病程分三期:慢性期(CP)、加速期(AP)、急变期(BP/BC),多因急性变而死亡。

CML 在各年龄均可发病,以中年最多见,45~50 岁年龄组发病率最高,男性略多于女性。

【临床表现】

起病缓慢,早期常无自觉症状。患者可因健康检查或因其他疾病就医时发现血象异常或脾大而被确诊。

1.慢性期(CP)　CP 一般持续 1~4 年。患者有乏力、低热、多汗或盗汗、体重减轻等代谢亢进的症状。脾脏肿大为最显著体征,程度不一,与外周血白细胞升高水平有关,质地坚实,平滑,无压痛,患者常自觉左上腹坠胀感。50% 以上患者就医时脾已达脐或脐以下,如果发生脾梗死,则脾区压痛明显,并有摩擦音,自发性脾破裂罕见。肝脏明显肿大较少见。部分患者胸骨中下段压痛。当白细胞显著增高时,可有眼底充血及出血。白细胞极度增高时,可发生"白细胞淤滞症"。

此期就诊的患者辅助检查可出现如下改变:

(1)血象:外周血白细胞升高是主要的特征。早期即明显增高,常超过 $20 \times 10^9/L$,可达 $100 \times 10^9/L$ 以上,粒细胞显著增多,分类可见各期粒细胞,以中性中幼、晚幼和杆状核粒细胞居多,原始细胞<10%;血小板多在正常水平,部分患者增多;晚期血小板渐减少,并出现贫血。

(2)中性粒细胞碱性磷酸酶(NAP):活性减低或呈阴性反应。治疗有效时 NAP 活性可以恢复,疾病复发时又下降,合并细菌性感染时可略升高。

(3)骨髓象:骨髓增生明显至极度活跃,以粒细胞为主,粒红比例明显增高,其中中性中幼、晚幼及杆状核粒细胞明显增多,原始细胞<10%。嗜酸、嗜碱性粒细胞增多。红细胞相对减少。巨核细胞正常或增多,晚期减少。

(4)细胞遗传学及分子生物学改变:95%以上的 CML 细胞中出现 Ph 染色体(小的 22 号染色体),显带分析为 t(9;22)(q34;q11)。9 号染色体长臂上 C-ABL 原癌基因易位至 22 号染色体长臂的断裂点簇集区(BCR)形成 BCR-ABL 融合基因。

(5)血液生化:血清及尿中尿酸浓度增高。血清乳酸脱氢酶增高。

2.加速期(AP) 起病后 1～4 年间 70%的慢粒病人进入加速期,常有发热、虚弱、进行性体重下降、骨骼疼痛,逐渐出现贫血和出血。脾持续和进行性肿大,对原来治疗有效的药物无效。AP 可维持几个月到数年。外周血或骨髓原始细胞≥10%,外周血嗜碱性粒细胞>20%,不明原因的血小板进行性减少或增加。除 Ph 染色体以外又出现其他染色体异常,粒、单系祖细胞(CFU-GM)培养,集簇增加而集落减少,骨髓活检显示胶原纤维显著增生。也有 20%～25%的患者无明显加速期阶段,而直接进入急变期。

3.急变期(BP/BC) 加速期历时几个月到 1～2 年,即进入急变期,为 CML 的终末期,临床与 AL 类似。多数急粒变,少数为急淋变或急单变,偶有巨核细胞及红细胞等类型的急性变。急性变预后极差,往往在数月内死亡。外周血中原粒+早幼粒细胞>30%,骨髓中原始细胞或原淋＋幼淋或原单＋幼单＞20％,原粒＋早幼粒细胞＞50％,出现髓外原始细胞浸润。

【诊断要点】

凡有不明原因的持续性白细胞数增高,根据典型的血象、骨髓象改变,脾肿大,Ph染色体阳性,BCR-ABL融合基因阳性即可做出诊断。

【治疗要点】

CML治疗应着重于慢性期早期,避免疾病转化,力争细胞遗传学和分子生物学水平的缓解,一旦进入加速期或急变期则预后很差。

1.对症治疗　脾放射用于脾肿大明显、有胀痛而化疗效果不佳时。使用血细胞分离机,单采清除过高的白细胞,可预防和治疗白细胞淤滞征。预防尿酸性肾病可口服别嘌醇,并补充水分、碱化尿液,保证足够的尿量。

2.化学治疗　化疗可使大多数CML患者血象及异常体征得到控制,CML化疗后中位生存期39～47个月,5年生存率25％～35％,8年生存率8％～17％,个别可生存10～20年。

(1)羟基脲(Hu):为细胞周期特异性抑制DNA合成的药物。起效快,但持续时间短,用药后两三天白细胞即下降,停药后又很快回升。本药副作用少,耐受性好,与烷化剂无交叉耐药性,对患者以后接受HSCT也无不良影响,为当前CML首选化疗药物。常用剂量为3g/d,分2次口服,待白细胞减至$20×10^9$/L左右时,剂量减半。降至$10×10^9$/L时,改为小剂量(0.5～1g/d)维持治疗。需经常检查血象,以便调节药物剂量。

(2)白消安(busulfan,Bu,马利兰):是一种烷化剂,作用于早期祖细胞,起效慢且后作用长,剂量不易掌握。白消安长期用药可出现皮肤色素沉着,精液缺乏及停经,肺纤维化等,有诱导急变作用,现已较少使用。

(3)其他药物:Ara-C、高三尖杉酯碱(HHT)、靛玉红、异靛甲、二溴卫茅醇、6-巯基嘌呤(6-MP)、美法仑、环磷酰胺,砷剂及其他联合化疗亦有效,但多在上述药物无效时才考虑使用。

3.干扰素-α(IFN-α)　IFN-α具有抗增殖、免疫调节等作用。IFN-α持续用数月至数年不等,50%～70%的患者能获完全缓解。对白细胞显著增多者,IFN-α与 Ara-C 联合使用可提高有效率。常见毒副反应为流感样症状:畏寒、发热、疲劳、头痛、厌食、恶心、肌肉及骨骼疼痛。并用扑热息痛、苯海拉明等可减轻副反应。

4.甲磺酸伊马替尼(IM,格列卫)　IM 为 2-苯胺嘧啶衍生物,能抑制 BCR-ABL 阳性细胞的增殖。若经济条件许可,推荐为慢粒的首选治疗药物,有显效。常见的非血液学不良反应包括:水肿、肌痉挛、腹泻、恶心、肌肉骨骼痛、皮疹、腹痛、疲劳、关节痛和头痛等,但一般症状较轻微。联用造血生长因子可预防血象下降副作用。

5.异基因造血干细胞移植(Allo-SCT)　Allo-SCT 是目前认为可以根治 CML 的标准治疗。骨髓移植应在 CML 慢性期待血象及体征控制后尽早进行。常规移植患者年龄以 45 岁以下为宜。

慢粒白血病一旦进入加速期或急变期,应按急性白血病治疗,但疗效差,缓解率低且缓解期很短,多数病人于几周或几个月内死亡。

【护理要点】

1.疼痛　脾胀痛与脾大、脾梗死有关。

(1)病情观察:每天测量病人脾的大小、触诊其质地并做好记录。注意脾区有无压痛,观察有无脾栓塞或脾破裂的表现。脾栓塞或脾破裂时,病人突感脾区疼痛,发热、多汗以至休克。脾区拒按,有明显触痛。脾可进行性肿大,脾区可闻及摩擦音,甚至出现血性腹水。

(2)缓解疼痛:置病人于安静、舒适的环境中,减少活动,尽量卧床休息,并取左侧卧,以减轻不适感。指导病人进食宜少量多餐,以减轻腹胀,尽量避免弯腰和碰撞腹部,防止外伤致脾破裂。协助医生作脾放射治疗,减轻患者疼痛。

2.潜在并发症　尿酸性肾病。

(1)病情观察:化疗期间观察病人尿量的变化或记录 24h 出入量;

定期进行白细胞计数、血尿酸水平、尿常规和肾功能等检查。一旦出现少尿或无尿时及时报告医生,协助做好急性肾衰竭的救治。

（2）保证足够的尿量:鼓励病人多饮水,化疗期间每天饮水量3000ml 以上,遵医嘱 24h 持续静脉补液,保证每小时尿量＞150ml/m²,以利于尿酸和化疗药物降解产物的稀释和排泄,减少对下尿路的化学刺激。

（3）用药护理:遵医嘱预防性服用别嘌醇和碳酸氢钠,以抑制尿酸的生成和碱化尿液,减少尿酸结晶的析出。在化疗给药前后遵医嘱给予利尿剂,以促进尿酸的稀释与排泄,注射化疗药后,最好每半小时排尿 1 次,持续 5h,就寝前排尿 1 次。

3.健康教育

（1）饮食:给予病人高蛋白,高维生素,高热量饮食,以补充体内营养所需。宜多食水果、蔬菜,化疗期间要保证充足的营养,禁食辛辣刺激的食物,宜食清淡易消化的软食,并注意饮食卫生,食物要煮熟,牛奶要消毒,尽量不买熟食,若食用时,需重新蒸 20min,以免发生腹泻。每日用 4%苏打水和 0.05%碘伏溶液交替漱口,保持口腔的清洁。

（2）休息与活动:根据病人情况制定合理的活动量。由于病人白细胞过度增殖,基础代谢率升高,贫血、缺氧等,因此病人要多加休息,每日保证睡眠时间在 7h 或以上。

（3）用药:慢性期的病人必须主动配合治疗,以延长慢性期,减少急性变的发生。注意观察药物的不良反应。定期检查血象,不良反应严重者需减量或暂时停药。

（4）自我监测与随访:出现贫血加重、发热、腹部剧烈疼痛,尤其是腹部受撞击致脾破裂时,应立即到医院检查。感染与出血的预防见急性白血病。

（二）慢性淋巴细胞白血病

慢性淋巴细胞白血病（CLL）是一种单克隆性小淋巴细胞疾病,细胞以正常或高于正常的速率复制增殖,大量积聚在血液、骨髓、脾、淋巴结和其他器官,最终导致正常造血功能衰竭的低度恶性疾病。这类细胞形态上类似成熟淋巴细胞,但是一种免疫学不成熟的、功能不全的细胞。CLL 绝大多数起源于 B 细胞,T 细胞者较少。本病在欧美各国是最常见的白血病,而在我国、日本及东南亚国家较少见。患者多系老年人,90％的患者在 50 岁以上发病,中位年龄 65 岁,男女比例 2∶1。

【临床表现】

患者起病缓慢,多无自觉症状。许多患者因其他疾病就诊时才被发现。早期症状可能有乏力疲倦,而后出现食欲减退、消瘦、发热、盗汗等症状。60％～80％的患者有淋巴结肿大,多见于颈部、锁骨上、腋窝、腹股沟。肿大的淋巴结较硬,无压痛,可移动。CT 扫描可发现肺门、腹膜后、肠系膜淋巴结肿大。偶因肿大的淋巴结压迫胆道或输尿管而出现阻塞症状。50％～70％的患者有轻至中度脾大,轻度肝大,但胸骨压痛少见。晚期患者骨髓造血功能受损,可出现贫血、血小板减少和粒细胞减少。由于免疫功能减退,常易并发感染。也常出现自身免疫现象,如 Evans 综合征、自身免疫性溶血性贫血(AIHA)、免疫性血小板减少性紫癜(ITP)等。终末期可出现幼淋巴细胞白血病(PLL)、Richter 综合征(转化为弥漫大 B 细胞淋巴瘤等)和第二肿瘤。

【诊断要点】

主要依据病人有全身淋巴结肿大而无压痛,伴肝、脾肿大,结合外周血中持续性单克隆性淋巴细胞大于 $5×10^9/L$,骨髓中小淋巴细胞≥40％,以及根据免疫学表面标志,可以作出诊断和分类。

1.血象　持续淋巴细胞增多为其主要特点。白细胞＞$10×10^9/L$,淋巴细胞占 50％以上,绝对值≥$5×10^9/L$(持续 4 周以上)。大多数患者白血病细胞形态与成熟小淋巴细胞相同,胞浆少,胞核染色质呈凝块状;随病情发展,血小板减少,贫血逐渐明显。

2.骨髓象　有核细胞增生明显活跃或极度活跃,淋巴细胞≥40％,以成熟淋巴细胞为主。红系、粒系及巨核系细胞均减少,伴有溶血时,幼红细胞可代偿性增生。

3.免疫学检查　约半数病人血清蛋白含量减少。淋巴细胞具有单克隆性。绝大多数病例的淋巴细胞为 B 淋巴细胞,20%病人抗人球蛋白试验阳性,晚期 T 细胞功能障碍。

4.细胞遗传学　50%～80%的病人出现染色体异常。部分病人出现基因突变或缺失。

【临床分期】

分期之目的在于帮助选择治疗方案及估计预后。国际上多采用 Rai 和 Binet 分期,见表 4-1。

表 4-1　慢性淋巴细胞白血病临床分期

分期	标准	中数存活期
Rai 分期		
0	血和骨髓中淋巴细胞增多	＞150 月
I	0＋淋巴结肿大	101 月
II	I＋脾脏肿大、肝脏肿大或肝脾均肿大	＞71 月
III	II＋贫血(Hb＜110g/L)	19 月
IV	III＋血小板减少(＜110×10⁹/L)	19 月
Binet 分期		
A 期	血和骨髓中淋巴细胞增多,＜3 个区域的淋巴结肿大	＞10 年
B 期	血和骨髓中淋巴细胞增多,≥3 个区域的淋巴结肿大	7 年
C 期	除与 B 期相同外,尚有贫血(Hb:男性＜120g/L,女性＜110g/L)或血小板减少(＜100×10⁹/L)	2 年

注:5 个区域包括头颈部、腋下、腹股沟、脾、肝。肝脾大专指体检阳性。

【治疗要点】

根据临床分期、症状和疾病活动情况而定。CLL 为一慢性惰性病程,随访结果表明早期治疗并不能延长患者生存期,早期(Raio-Ⅰ、Ⅱ期或 Binet A 期)患者无需治疗,定期复查即可。对 B 期病人如有足够数量的正常外周细胞且无症状,也多不治疗,定期随访。出现下列情况说明疾病高度活动,应开始化疗:①体重减少≥10%、极度疲劳、发热(38℃)>2 周、盗汗;②进行性脾肿大或脾区疼痛;③淋巴结进行性肿大或直径>10cm;④进行性淋巴细胞增生,2 个月内增加>50%,或倍增时间<6 个月;⑤激素治疗后,自身免疫性贫血或血小板减少反应较差;⑥骨髓进行性衰竭,贫血或血小板减少出现或加重。在疾病进展期(Ⅲ、Ⅳ期或 C 期),而却无疾病进展表现者,有时也可"观察和等待"。

近来研究发现,完全缓解(CR)患者生存期较部分缓解和无效者长,因此应致力于提高 CR 率和尽可能清除微小残留白血病。

1.化学治疗 常用的药物有苯丁酸氮芥和氟达拉滨。苯丁酸氮芥(CLB):为烷化剂,临床首选,有连续和间断两种用法。其间需每周检查血象,调整药物剂量,以防骨髓过度受抑制。氟达拉滨(Flu):为嘌呤类似物,烷化剂耐药者换用 Flu 仍有效。其他嘌呤类药物还有喷妥司汀(dCF)和克拉曲宾(2-CdA),烷化剂还有环磷酰胺。

2.免疫治疗 常用单克隆抗体,如阿来组单抗、利妥昔单抗。α-干扰素也可选用。

3.HSCT 在缓解期行自体干细胞移植治疗 CLL 效果优于传统化疗,患者体内的微小残留白血病可转阴,但随访至 4 年时,50%复发。Allo-HSCT(异基因造血干细胞移植)治疗 CLL,可使部分患者长期存活至治愈,但患者多为老年,常规方案的移植相关并发症多。

4.并发症治疗 因低 γ 球蛋白血症、中性粒细胞缺乏及老龄,CLL患者极易感染,严重感染常为致死原因,应积极治疗。反复感染者可静脉输注免疫球蛋白。并发 AIHA(自身免疫性溶血性贫血)或 ITP(特发性血小板减少性紫癜)者可用糖皮质激素治疗,无效且脾大明显者,可考虑切脾。

【护理要点】

CLL 是一种异质性疾病,病程长短不一,有的长达 10 余年,有的仅 2～3 年,多死于骨髓衰竭导致严重贫血、出血或感染。本病病人可能出现的护理问题主要有:

1.有感染的危险与低免疫球蛋白血症、正常粒细胞缺乏、老龄有关。

2.活动无耐力与贫血、持续化疗等有关。

3.有损伤的危险:出血与本病晚期血小板减少有关。

4.营养失调:低于机体需要量与食欲不振、持续发热及代谢亢进有关。

5.知识缺乏:缺乏预防感染的知识。

因低 γ 球蛋白血症、中性粒细胞缺乏及老龄,CLL 患者极易感染,严重感染常为致死原因,应特别加以预防和护理。

第五章 其他常见血液系统疾病

第一节 多发性骨髓瘤

多发性骨髓瘤(MM)是一种恶性浆细胞病,特征是骨髓浆细胞克隆性增殖,血、尿中出现单克隆免疫球蛋白及相关的靶器官损害。临床表现为贫血、骨痛和溶骨性破坏、肾功能损害、反复感染等。MM 约占所有肿瘤 1%,在血液系统肿瘤中占 13%。在西方国家,经年龄调整的MM 年发病率为 6.5/10 万,诊断时中位年龄大约 70 岁。其中 37% 患者小于 65 岁,26% 在 65~74 岁,37% 在 75 岁以上。亚洲地区 MM 发病率明显低于西方国家,我国随着人口老龄化,MM 发病率逐年递增,但目前还没有确切的流行病学资料。据估计我国 MM 年发病率约为1/10 万,诊断时中位年龄 60 岁左右。

【发病机制】

既往曾认为骨髓瘤细胞由正常浆细胞恶性转化而来。随着免疫学和分子生物学技术的发展,研究证实骨髓瘤细胞免疫球蛋白基因序列经历了体细胞突变,并且在疾病发展过程中保持恒定,提示骨髓瘤细胞来源于生发中心后 B 细胞。多步骤基因改变和骨髓微环境异常导致这些细胞转化为恶性浆细胞。意义未明的单克隆丙种球蛋白病(MGUS)被认为是 MM 恶性转化前的疾病状态,MM 的演变经历了 MGUS 到冒烟型骨髓瘤(无症状 MM),最终发展为症状性 MM 的过程。

遗传学异常在 MM 发病机制中发挥重要作用,包括染色体易位、点突变和部分染色体片段的扩增和丢失。MM 早期染色体易位主要发生在免疫球蛋白类型转换区 14q32.33,交互易位的基因在免疫球蛋白基因增强子调控下,导致 mRNA 表达失调。t(11;14)(q13;q32)诱导 cyclin D1 过表达。t(6;14)(p21;q32)增加 cyclin D3 表达。t(4;14)(p16.3;q32)引起 MMSET 基因(编码组蛋白甲基转移酶同源性蛋白)和 FGFR3 基因(编码酪氨酸激酶受体)表达失调。t(14;16)(q32;q23)和 t(14;20)(q32;q11)分别导致癌基因 MAF 和 MAFB 表达失调。尽管这些发生易位的癌基因在 MM 发病机制中的作用尚未充分研究,但已有的实验结果表明癌基因 MAF 可促进 MM 细胞增殖,增加 MM 细胞与骨髓基质细胞的黏附。抑制 FGFR3 表达能够诱导浆细胞分化和凋亡。除了早期染色体易位,特定染色体片段的缺失和扩增也发生在所有 MM。包括 13 号染色体单体,17 号染色体短臂(抑癌基因 TP53 所在位点)和 1 号染色体短臂的缺失,1 号染色体长臂的扩增。对迄今报告的 MM 基因表达谱的全面分析表明,与 MM 早期死亡相关的 70 个基因中,30%位于 1 号染色体,大多数上调基因在 1 号染色体长臂,而下调基因则多数在短臂。提示位于 1 号染色体的基因对于 MM 患者生存的重要意义。

MM 疾病演变过程中,还存在继发的染色体易位和基因突变。累及癌基因 MYC 的复杂核型异常或扩增在进展期 MM 的发生率高达 45%。抑癌基因突变包括 TP53、PTEN(磷酸酯酶和张力蛋白同源蛋白)、CDKN2A 和 CDKN2C(周期素依赖激酶抑制剂)、TRAF3(TNF 受体相关因子 3)、CYLD(一种新的肿瘤抑制因子)。另外,在约 10%伴 t(4;14)MM 中,癌基因 FGFR3 存在活化突变。Ras 家族 2 个成员 NRAS 和 KRAS 突变在 MM 中发生明显高于 MGUS,是目前两者主要的遗传学差异,提示这些突变可能促进 MGUS 转化为 MM。此外,MM 还有表观遗传学异常包括 microRNA 表达和基因甲基化修饰的改变。

应用 CGH(比较基因组杂交)、单核苷酸多态性筛查及 GEP(基因表达谱)等高通量遗传学分析表明,MM 在分子遗传学上存在高度异质性,寻找所有 MM 普遍具有的遗传学异常治疗靶点非常困难。遗传学异常改变 MM 细胞黏附分子的表达和对骨髓微环境中生长刺激因子的反应,骨髓微环境对 MM 发生和发展的重要作用已获得共识。骨髓微环境包括造血干细胞、骨髓基质细胞(BMSCs)、内皮细胞、成纤维细胞、破骨细胞、成骨细胞以及胞外基质蛋白(如层黏连蛋白、胶原、纤维连接蛋白和骨桥蛋白)。MM 细胞与骨髓细胞、胞外基质蛋白通过细胞表面受体(如整合素、选择素或细胞黏附分子)介导相互作用,MM 细胞与 BMSCs 黏附可诱导 IL-6、血管内皮生长因子(VEGF)、胰岛素样生长因子(IGF1)、肿瘤坏死因子超家族成员、转化生长因子 β_1(TGF-β_1)和 IL-10 等细胞因子和生长因子的合成及分泌。MM 细胞与胞外基质蛋白黏附促进细胞周期调节蛋白和抗凋亡蛋白的上调。因此 MM 细胞与骨髓微环境的相互作用促进 MM 细胞的生长、存活、迁移和耐药。

【临床表现和实验室检查】

多发性骨髓瘤诊断时可以无症状,即所谓冒烟型骨髓瘤。多数患者出现典型的症状,常常表现为贫血、肾功能不全、骨痛、溶骨性损害及高钙血症,由恶性浆细胞增殖相关的靶器官损害所致。诊断时贫血约见于 70% MM 患者,与骨髓瘤细胞浸润骨髓及肾功能不全引起促红细胞生成素不足有关。80%初诊 MM 伴有溶骨性损害、骨质疏松和(或)压缩性骨折,这些患者常伴有骨痛,其中 25%患者合并高钙血症。初诊 MM 时肾功能不全发生率在 20%~40%,主要原因是单克隆轻链沉积致管型肾病、脱水、高钙血症及使用肾毒性药物导致肾小管直接受损。其他骨髓瘤相关靶器官损害包括高黏滞血症、淀粉样变及由于正常免疫球蛋白受抑导致的反复细菌感染(1 年发作 2 次以上)。MM 其他的临床表现尚有:高尿酸血症(见于 50%以上患者)、低白蛋白血症(不到 15%)。出现一种或一种以上与浆细胞疾病相关的靶器官损害表现,是诊断有症状 MM 的必要条件。

早期 MM 症状不典型,容易被忽视或误诊。对于不明原因贫血或者血沉加快的老年患者,不明原因长期腰背痛的患者,以及不明原因蛋白尿或者肌酐升高的患者,应该警惕 MM 潜在可能。对临床怀疑 MM 诊断的患者,应尽快完善实验室检查以确定诊断。常规实验室检查包括血常规、外周血涂片、血生化分析、β_2 微球蛋白(β_2M)、乳酸脱氢酶(LDH)、尿常规、血清/尿蛋白电泳和固定电泳、免疫球蛋白定量。骨髓检查包括骨髓穿刺和活检,骨髓细胞染色体核型分析和 FISH(原位荧光杂交法)检查。影像学检查包括全身扁骨 X 线摄片、MRI、CT 等。以下重点介绍部分实验室检查。

1.单克隆免疫球蛋白(M 蛋白) 血清蛋白电泳(SPEP)可在 82% MM 患者中检出 M 蛋白,血清免疫固定电泳(IFE)更敏感,M 蛋白检出率达 93%。约有 20% MM 患者出现重链表达缺失,即为轻链型骨髓瘤,对这些患者需同时进行尿蛋白电泳(UPEP)及尿 IFE。联合血、尿 IFE 可将 M 蛋白的检出率提高至 97%。国外 MM 患者的 M 蛋白类别中,IgG 型占 52%、IgA 型占 21%、轻链型占 16%,IgD 型、IgM 型、IgE 型及双克隆型不到 10%。在血、尿 IFE 未检出 M 蛋白的患者中,采用血清游离轻链(sFLC)方法,仍有高达 60% 的 M 蛋白检出率。经上述检查仍不能检出 M 蛋白者为真正意义上的不分泌性骨髓瘤,仅占 MM 的 1%～2%。双克隆或三克隆型 MM 极其少见。

2.骨髓检查 骨髓中克隆性浆细胞增多是诊断 MM 的另一个重要指标。目前的诊断标准要求骨髓克隆性浆细胞的比例≥10%,由于 MM 骨髓浆细胞分布并不均匀,多呈灶性分布,有时可能需多部位穿刺以确定浆细胞比例。除浆细胞比例外,尤其需注意有无浆细胞的形态学异常如核畸变、母子核、巨大浆细胞等,这可能比单纯的浆细胞数量更有诊断意义。为区分反应性浆细胞增多,通过流式细胞分析或免疫组化方法确定表达 K 或 γ 轻链浆细胞的比例,如存在轻链的限制性表达,可以明确浆细胞的克隆性增殖。尽管诊断 MM 时所有患者均需要骨髓活检,但对于临床考虑 MGUS(M 蛋白低于 15g/L、无明显靶器官损害)的患者,骨髓活检可推迟。

3.免疫表型检测 骨髓浆细胞免疫表型检测有助于 MM 的诊断。

正常浆细胞的免疫表型为:$CD38^+$,$CD56^-$,$CD45^+$,$CD19^-$,$CD28^-$,$CD33^-$,$CD117^-$。CD38 是浆细胞的一个敏感膜抗原,但并不是诊断浆细胞瘤的特异抗原,其他 B 系、T 系淋巴瘤/白血病均可表达 CD38。CD138 也是浆细胞的理想标记,在成熟 B 细胞无表达,特异性优于CD38。以 CD138 和 CD45 设门,结合胞质 κ、γ 轻链检查,可对骨髓浆细胞进行克隆性分析。通常 MM 细胞免疫表型为 $CD138^+$,$CD56^+$,$CD19^-$。MM 细胞的免疫表型还可用于检测微小残留病灶。有研究表明联合应用 CD38、CD56、CD19、CD45 进行检测,在 90%以上 MM 患者中能鉴别出残留的骨髓瘤细胞和正常浆细胞,如结合患者诊断时骨髓瘤细胞的免疫表型(CD28、CD117、CD33、CD20),就能检测几乎所有患者的微小残留病灶。

4.血清游离轻链 血清游离轻链(sFLC)是指血清中不与重链结合的游离轻链。sFLC 检测包括血清 κ 和 λ 链定量及 K/λ 的比率。κ 游离轻链正常范围为 $3.3 \sim 19.4mg/L$,λ 游离轻链正常范围为 $5.7 \sim 26.3mg/L$,κ/λ 轻链正常比值参考值为 $0.26 \sim 1.65$。FLC 比值小于0.26定义为单克隆 λ 游离轻链型,而比值大于 1.65 则定义为单克隆 κ 游离轻链型。目前 sFLC 检测有 3 种用途,一是 sFLC 对 MM、SMM、MGUS 及孤立性骨浆细胞瘤具有预后价值。二是 sFLC 可取代 24 小时尿蛋白分析,联合血清蛋白电泳和固定电泳用于诊断克隆性浆细胞病如 MM。三是 sFLC 检测有助于无可测量疾病的克隆性浆细胞病病情进展和疗效的监测。

5.影像学检查 对 MM 初诊患者均需要 X 线骨骼筛查,包括头颅、胸部、脊柱、骨盆、肱骨和股骨。相关的骨损害包括溶骨性破坏、严重骨质疏松、病理性骨折等。CT 和 MRI 对骨质破坏的诊断比常规 X 线检查敏感,骨痛部位如 X 线检查正常,可以考虑 CT 或者 MRI 进一步检查。CT 和 MRI 在 MM 骨病常规检查中的地位尚不清楚,目前不推荐作为 MM 常规检查。但如果考虑脊髓压迫,应作为首选检查。仅由CT、MRI 或者 PET-CT 发现的无症状骨质损害也不作为 MM 的治疗指征,但是需要临床密切随访。

6.细胞遗传学检查　MM 细胞遗传学异常不但在发病机制中占重要地位,而且在预后评估和治疗危险度分层中的作用也越来越受到重视。目前推荐对所有新诊断的 MM 患者均进行骨髓细胞的遗传学检查。常用的方法包括常规染色体核型分析和荧光原位杂交(FISH)检测。由于 MM 细胞有丝分裂指数低,常规染色体核型分析仅能检测到约 1/3MM 患者存在异常核型。FISH 能够检测分裂间期细胞的基因改变,克服了 MM 常规细胞遗传学检查中分裂间期细胞较少的问题,遗传学异常的检出率高达 90% 以上。FISH 的缺点是只能针对特定的基因片段检查。而常规核型分析可全面反映 MM 的细胞遗传学异常,且分析需要一定的分裂间期细胞,因此间接反映了 MM 细胞的增殖活性。

MM 基因组特征是染色体数目和结构的异常,点突变及部分染色体片段的扩增或缺失。根据染色体数目的获得和缺失,可以将 MM 分为 2 组。约 55%~60% MM 为超二倍体核型,特征是染色体数目达 48~74 及奇数染色体三体。其余为非超二倍体,包括亚二倍体、假二倍体、近四倍体等,染色体数目小于 48 或者超过 74。超二倍体组患者预后优于非超二倍体。常见的染色体易位多涉及免疫球蛋白重链基因位点 14q32,包括 t(11;14),t(4;14),t(6;14),t(14;16) 和 t(14;20)。常见染色体片段的扩增或缺失包括 del13,17p13.1 缺失,1p13.3-1p12 缺失和 1q21-1q22 扩增。目前国内对 MM 骨髓细胞 FISH 检测分两步,首先检测 del13,17p13.1 缺失,1q21 扩增及 14q32 位点是否发生染色体易位,如后者被证实,再检测 t(11;14),t(4;14),t(14;16),以明确易位的伙伴染色体。

【诊断标准、分期和预后评估】

多发性骨髓瘤的诊断依据骨髓克隆性浆细胞数量,血、尿 M 蛋白水平及相关靶器官的损害。2003 年国际骨髓瘤工作组(IMWG)再次修订有症状 MM 的诊断标准,与以前的诊断标准相比,不再强行设定诊断 MM 所需的 M 蛋白水平及骨髓中克隆性浆细胞的数量,因为约 40% 患者确诊 MM 时 M 蛋白水平可低于 $30g/L$，5％患者骨髓浆细胞可低于 10％。更加强调出现 MM 相关靶器官损害，包括高钙血症、肾功能不全、贫血和骨质损害，简称 CRAB。还有高黏滞血症、淀粉样变、反复细菌感染等表现。

MM 患者生存期与疾病分期关系密切。1975 年提出的 Durie-Salmon 分期（D-S 分期）是常规化疗时代广泛应用的 MM 分期体系，通过血红蛋白水平、血清钙和肌酐、血/尿 M 蛋白量和溶骨性破坏病灶数进行临床分期，以判断肿瘤负荷。D-S 分期虽然临床方便可行，但存在明显的缺陷，主要是溶骨性破坏的判定依赖检查者的经验，并且 MM 细胞分泌 M 蛋白的能力也不尽相同，从而导致 M 蛋白量与肿瘤负荷并不完全成正比。更为重要的是临床实践证明 D-S 分期不能很好反映 MM 患者的预后，尤其是 Ⅱ 期和 Ⅲ 期患者生存期几乎没有差别。

2005 年 IMWG 提出了更为客观的 MM 国际分期系统（ISS）。对全球 17 个中心的 10750 例新诊断的有症状 MM 患者临床和实验室数据分析表明，仅用血清 $\beta_2 M$ 和白蛋白两项指标可将 MM 区分为预后显著不同的 3 期。ISS 分期简便易行、重复性好，但也存在局限性。首先，ISS 分期只能用于有症状 MM 的预后评估，对于 MGUS 及 SMM 的预后评估并无价值。其次对于 ISS Ⅲ 期患者，$\beta_2 M$ 水平增高可能是肿瘤负荷高，也可能与肾功能不全有关。因此，ISS 分期不能很好评估肿瘤负荷，也无法用于治疗的危险分层。目前推荐同时应用 D-S 分期和 ISS 分期两个 MM 分期系统，有助于不同临床试验的比较和更好评估 MM 患者的预后。在 ISS 分期基础上，加入细胞遗传学标记或者血清游离轻链比例，以期更准确地判断 MM 预后，有待进一步研究。

诊断 MM 后，D-S 分期和 ISS 分期虽然具有重要的预后价值，但对治疗的危险分层却无指导作用。患者年龄、体能状况及反映 MM 生物学特征的独立预后因素如细胞遗传学异常、浆细胞标记指数（PCLI）、sFLC、循环浆细胞数量、血清 $\beta_2 M$、LDH、C-反应蛋白（CRP）都为 MM 预后评估提供重要的参考价值。

高龄、体能状态差的 MM 患者对化疗耐受性差，容易出现严重感染等并发症，不适宜进行大剂量化疗和干细胞移植。Mayo Clinic 对 1027 例初诊 MM 患者的预后分析表明，ECOG 体能状态 1～2 分者的中位生存期为 36 个月，而 3～4 分者仅为 11 个月。

13 号染色体缺失是最早提出并且研究广泛的 MM 细胞遗传学不良预后因素。13 号染色体单体占 85%，其余 15% 主要涉及 13q14。一项针对 1000 名接受自体干细胞移植 MM 患者回顾性研究表明，伴 13 号染色体缺失者 5 年生存率为 16%，而不伴该染色体异常者 5 年生存率为 44%（P<0.001）。常规染色体核型分析和 FISH 检测的 13 号染色体缺失临床意义可能不尽相同。虽然 FISH 对 13 号染色体缺失的检出率明显提高，但其预后价值尚有争论。有研究显示同时存在免疫球蛋白重链基因易位如 t(4;14) 时 13 号染色体缺失才具有预后价值，而不伴有 t(4;14) 患者，13 号染色体缺失对预后无明显影响。染色体分析为亚二倍体核型也是重要的不良预后因素。越来越多的研究表明伴 17p 缺失、t(4;14) 或 t(14;16) 患者的总生存期短，而 t(11;14) 患者的生存期较长。1q 扩增或 1p 缺失也被认为与预后不良有关。

在 2009 年美国血液年会 IMWG 报道了目前为止最大宗的 MM 细胞遗传学异常与预后的关系。9897 例患者中，常规细胞遗传学检测共有 2295 例异常，亚二倍体 1713 例，超二倍体 1673 例，2309 例伴有 del13。FISH 检测到 3226 例伴有 del13，伴有 t(4;14)、del17p、t(11;14)、t(14;16) 的患者分别有 1573 例、1486 例、1683 例、366 例。单变量分析中，不良预后指标包括 t(4;14)、del17p、亚二倍体及常规细胞遗传学检测出 del13；多变量分析中，ISS 分期对预后影响明显，其他不良预后因素与单变量分析结果相同。伴有上述已知不良预后因素患者的 PFS、OS 均明显缩短。伴有上述任何不良预后因素的 ISS Ⅲ 期患者 4 年 OS 在 22%～40%，而无任何不良预后因素的 ISS Ⅰ 期患者 4 年 OS 为 80%～81%，伴有 t(11;14) 的 issr 期患者预后最好。

浆细胞标记指数（PCLI）是指处于有丝分裂期的浆细胞比例，用于衡量 MM 细胞的增殖活性。大部分研究将 PCLI≥1%或 2%作为不良预后因素,而 MayoClinic 则认为 PCLI≥3%具有更高预后价值。在美国也仅有少部分实验室能够检测 PCLI,其临床应用受到限制。sFLC 检测是近年发展迅速的监测 MM 疗效和疾病进展的方法,有研究发现 sFLC 高比例异常者 OS 明显缩短。多因素分析表明,循环浆细胞数量是不依赖 $\beta_2 M$、白蛋白和 CRP 的独立预后因素。循环中浆细胞增多除提示高肿瘤负荷外,可能反映 MM 细胞对骨髓微环境的依赖较小,因而具有更强侵袭性。$\beta_2 M$ 作为有核细胞膜表面 HLAI 类分子的一部分,也可由增殖浆细胞表面脱落到血清,其血清水平可以间接反映 MM 肿瘤负荷,高 $\beta_2 M$ 是独立的不良预后因素。CRP 是一种急性期蛋白,是 MM 关键生长因子 IL-6 的替代标志物。LDH 升高提示浆母细胞型 MM 和 MM 合并髓外病变,也是 MM 的不良预后标志。

【治疗】

尽管近 10 年来对 MM 发病机制的研究获得极大进展,MM 仍被认为是不可治愈的疾病。MM 治疗的主要目的是改善症状及延长生存期,同时尽可能减少治疗的不良反应。对于年轻患者(65 岁以下),治疗要以最大限度地延长生命甚至治愈为目的;而对于老年患者(超过 65 岁)则在改善生活质量的基础上尽可能延长生存期。

目前尚无可靠的证据支持在 SMM 进展至有症状 MM 之前进行治疗的必要性,对 MGUS 和 SMM 的处理以临床观察为主,MGUS 患者 6 个月内随访 1 次,随后每年随访 1 次。SMM 需要更密切的随访,至少每 3~6 个月 1 次,每年 1 次骨骼 X 线筛查。对于有症状的 MM 患者,应该立即开始治疗。如不进行治疗,进展期 MM 患者中位存期仅为 6 个月。

MM 治疗仍是以化疗为主。常规化疗有效率为 40%~60%,完全缓解率(CR)低于 5%,中位生存期(OS)不超过 3 年,存活 10 年的 MM 患者不到 5%。近年来在 MM 治疗上认识到两项重要进展:确立了自体造血干细胞移植(ASCT)和新药在 MM 治疗中的地位。Mayo Clinic

总结并分析了单中心自 1971 年 1 月到 2006 年 12 月 2981 例初治 MM 的生存期（OS），结果表明 1996 年后诊断患者的中位 OS 显著长于 1996 年以前诊断的患者（44.8M vs 29.9M，P＜0.001）；OS 延长的主要原因是 1996 年后 MM 患者接受了新药如沙利度胺、硼替佐米或雷那度胺的治疗及 ASCT 的广泛应用。以 IFM90 为代表的 III 期随机临床研究显示对于 65 岁以下 MM 患者，ASCT 与常规化疗比较，无论 CR 率、无进展生存期（PFS）还是中位 OS 都有显著优势。

因此，初治 MM 治疗策略主要与年龄有关，应首先区分为适合 ASCT 患者及不适合 ASCT 患者。65 岁以下不伴重要脏器功能不全的 MM 患者应考虑含新药沙利度胺、硼替佐米或雷那度胺的诱导方案联合 ASCT。超过 65 岁患者选择传统化疗联合新药治疗。75 岁以上或有合并症的 MM 患者应该减低化疗强度，以减轻化疗毒性或者防止治疗中断。除年龄因素外，初治 MM 治疗策略应选择能够获得高 CR 率的诱导方案，并给予维持治疗。这样，在最大限度降低肿瘤负荷后可以持续控制残留的肿瘤细胞，有助于延缓 MM 复发。获得疗效的水平特别是能否达到 CR 与长期生存的改善密切相关。多项 III 期随机试验显示 ASCT 后达到 CR 的年轻 MM 患者 PFS 和 OS 明显延长。对接受美法仑、强的松联合硼替佐米或者沙利度胺治疗的 MM 患者大宗回顾性分析显示，中位随访 29 个月，获得 CR 患者比未获得 CR 者死亡风险下降 75%。诱导治疗达到最佳疗效后再给予巩固治疗并维持治疗已被广泛接受，可进一步改善疗效。

1.适合 ASCT 患者的诱导方案　适合 ASCT 的 MM 患者应尽量避免含烷化剂的诱导治疗，长期接受含烷化剂方案的患者，往往无法获得造血重建所需的造血干细胞阈值。目前的临床研究表明，包括沙利度胺、硼替佐米或者雷那度胺的诱导方案较传统治疗方案明显提高 CR 率，通常给予 3～6 疗程诱导治疗。地塞米松联合沙利度胺、硼替佐米或者雷那度胺是广泛应用的 ASCT 前诱导方案，地塞米松与这些新药联合具有协同作用，获得 CR 率分别为 8%、15%、16%。在硼替佐米、地塞米松方案中加入另一种药物如多柔比星、环磷酰胺或者沙利度胺组成三药联合方案,诱导 CR 率可提高至 30％以上。这些方案中地塞米松的剂量并不相同,虽然传统的大剂量地塞米松(每月 480mg)可以增加疗效,并缩短达到疗效的时间,但因为明显增加的毒副作用,OS 并无相应改善。目前推荐大剂量地塞米松限制应用在以下情况:威胁生命的高钙血症、脊髓压迫、incipient 肾功能衰竭或者广泛性骨痛。除此以外,可以考虑降低地塞米松剂量为每月 160mg。

2.不适合 ASCT 患者的诱导方案 一项基于 6 个随机临床试验共 1685 例 MM 患者接受美法仑、泼尼松(MP 方案)及是否联合沙利度胺的荟萃分析显示,联合沙利度胺治疗中位 PFS 增加 5.4 个月,中位 OS 增加 6.6 个月。另一项大规模国际多中心随机研究结果表明美法仑、泼尼松联合硼替佐米治疗老年初治 MM 的 CR 率、至进展时间(TTP)和 OS 较对照 MP 方案组明显增加。因此目前美法仑、泼尼松联合沙利度胺(MPT 方案)或者硼替佐米(MPV 方案)是不适合 ASCT 患者的标准诱导方案。对于具有高危细胞遗传学异常、肾功能不全或具有血栓形成高危因素的患者,MPV 方案更有优势。美法仑、强的松联合雷那度胺(MPR 方案)诱导并给予雷那度胺维持治疗的 MM 随机临床试验显示,三药联合获得的 CR 率高于 MP 方案组,雷那度胺维持治疗延长 PFS,但两组 OS 有无差异并未得出结论。一组 65～75 岁 MM 患者给予 MPR 方案诱导,但不进行雷那度胺维持,PFS 较 MP 方案组改善。而 75 岁以上 MM 应用该联合方案,PFS 未见改善。MPR 方案在不适合 ASCT 患者诱导治疗中的地位有待进一步研究。

另一种联合方案雷那度胺、地塞米松与单用大剂量地塞米松比较,CR 率和 PFS 均有提高。一项随机临床试验比较雷那度胺联合高剂量地塞米松(RD 方案)或低剂量地塞米松(Rd 方案)的疗效,Rd 组生存改善,严重副作用发生少。因此雷那度胺联合低剂量地塞米松(Rd 方案)也是不适合 ASCT 患者可供选择的诱导方案。更强烈的诱导治疗如四药联合方案 VMPT(硼替佐米、美法仑、泼尼松和沙利度胺),并予硼替佐米及沙利度胺维持治疗,在老年 MM 患者获得相当不错的疗效,3 年 PFS 达到 56%。为进一步优化方案,硼替佐米的给药安排从每周 2 次减少为每周 1 次,这样并未明显影响 PFS,但显著降低了周围神经病的风险。

3.造血干细胞移植　ASCT 是 65 岁以下 MM 患者的标准治疗,MM 已成为 ASCT 的最常见适应证。在美国 MM 患者行 ASCT 需符合的最低标准包括:年龄小于 78 岁;直接胆红素低于 2mg/dl;血肌酐低于 2.5mg/dl(除非接受血透者);ECOG 评分 1~2 分,应除外因骨痛所致的 ECOG 评分过高;纽约心脏病协会心功能评估 1~2 级。初治时暂不满足 ASCT 最低标准的患者,应在治疗后重新评估。目前 MM 的标准预处理方案是美法仑 $200mg/m^2$(Mel200)。

在诱导治疗后即行 ASCT 可以明显延长 PFS,减少治疗相关毒副反应的持续时间,改善生活质量。但与延迟至 MM 复发时行 ASCT 比较,OS 并无优势。有前瞻性临床试验正在评价含新药诱导方案治疗后延迟 ASCT 的作用,有望进一步阐明 ASCT 的合适时机。两次移植(ASCT)与单次移植比较,CR 率提高约 10%,EFS 延长 5~12 个月。两次移植获益的患者主要是单次移植未达到 VGPR(非常好的部分缓解)者。随着含新药诱导方案的广泛应用,移植前更多患者达到 VGPR 以上疗效,可能单次移植是多数患者的适宜选择,而且移植后巩固维持治疗可进一步提高疗效,两次移植的必要性有待重新评价。异基因造血干细胞移植治疗 MM 因较高的移植相关死亡率和并发症,应纳入临床试验中进行。对高危 MM 患者,目前研究数据并未显示异基因造血干细胞移植相对 ASCT 的优势。对 162 例新诊断 MM 比较 ASCT 序贯异基因干细胞移植(有 HLA 相合同胞供者)和两次移植(无 HLA 相合同胞供者)的疗效,序贯移植可延长 PFS 和 OS。上述研究提示异基因造血干细胞移植可能对选择性 MM 患者实现疾病的长期控制。

4.巩固和维持治疗　巩固治疗指诱导治疗达最佳疗效后再给予 2~4 疗程联合化疗。维持治疗一般给予单药持续治疗直至病情进展。

有研究表明 ASCT 后给予 4 疗程 VTD 方案巩固治疗,能够显著提高 CR 率。沙利度胺维持治疗无论在 ASCT 后还是常规化疗后均可改善 PFS,但 OS 是否受益并不一致。长期口服沙利度胺易出现周围神经病导致治疗中断,限制其临床应用。相对沙利度胺,雷那度胺具有相似的维持治疗作用,且毒副作用尤其是周围神经病发生少。两项独立的随机临床研究报道 ASCT 后给予雷那度胺维持治疗,与无维持治疗比较,MM 进展风险分别下降 54% 和 58%。老年 MM 患者接受 MPR 治疗,雷那度胺维持可使疾病进展风险下降 75%。这种效应可见于各年龄组患者,并且不依赖于诱导治疗的缓解质量。硼替佐米用于维持治疗尚处在研究中,目前雷那度胺可能是最理想的维持治疗药物。

5.传统化疗方案　联合化疗自 20 世纪 70 年代开始用于 MM 的治疗。MP 方案(美法仑、泼尼松)曾被认为是 MM 治疗的标准方案,但 CR 率仅为 3%。更强的多药联合化疗与 MP 方案比较虽然有效率更高 (60.0% vs 53.2%,P<0.00001),但两组的生存率无显著差异。以 VAD 方案(长春新碱、多柔比星、地塞米松)为代表的多药联合化疗对烷化剂耐受患者的有效率达 40% 左右,对初治 MM 的有效率超过 80%。该方案强调长春新碱、多柔比星持续静脉滴注 96 小时,持续静脉给药有助杀灭更多 MM 细胞。VAD 方案主要优点是所有药物均不经肾脏排泄,故肾功能不全患者不需调整剂量。对造血干细胞无损伤,既往作为适合 ASCT 患者的首选诱导方案。但 VAD 方案需中心静脉插管,糖皮质激素相关毒副反应发生率较高。

6.难治复发性 MM 的治疗　难治复发性 MM 的最新定义是指 MM 在挽救治疗中仍疾病复发或最近治疗 60 天内病情进展者。对于难治复发性 MM 的治疗,既往治疗的缓解质量和缓解持续时间是最重要的预后因素。如既往治疗达到 CR,复发时通常重复原诱导方案。初治 MM 2 年后复发或者难治复发性 MM 1 年后复发,一般也考虑原诱导方案再治疗。反之,如果较短时间内复发,通常需要更换再诱导方案。硼替佐米或者雷那度胺联合地塞米松常常作为难治复发性 MM 的首选治疗,回顾性分析提示这些药物在初次复发时治疗的疗效优于复发后期给药。对于诊断后未行 ASCT 或者 ASCT 后缓解持续时间较长的患者,ASCT 在 MM 复发时可以考虑。

在硼替佐米或者雷那度胺联合地塞米松方案中加入第 3 种药物如环磷酰胺、美法仑或者多柔比星可以提高难治复发性 MM 反应率,提示这些多药联合方案可以在已有的挽救治疗方案无效或者难治时在临床更多采用。有研究显示甚至在沙利度胺、雷那度胺或者硼替佐米存在耐药时,雷那度胺、硼替佐米及地塞米松联合方案依然有效。沙利度胺、地塞米松联合治疗也是一种不错的候选方案,因不会导致血细胞减少,可用于需避免血液学毒性的 MM 进展期或者治疗耐受性差的患者。

目前 MM 治疗的发展趋势是依据风险的分层治疗。诊断时全面准确地评估预后危险因素,包括患者年龄、体能状况及反映 MM 生物学特征的独立预后因素特别是细胞遗传学异常,才能制订个体化的治疗方案,改善 MM 患者预后。MayoClinic 根据 MM 患者的细胞遗传学特征,已制定出有症状 MM 的 mSMART 治疗策略,将 MM 分为高危组和标危组。高危组建议硼替佐米为基础方案治疗,标危组可采用含沙利度胺或者雷那度胺方案治疗。如伴高危因素 t(4;14) 的 MM 患者,含硼替佐米方案诱导可改善生存期,而给予雷那度胺、地塞米松联合治疗则较不伴 t(4;14) 者预后差。

多种针对 MM 细胞信号通路分子的靶向药物正在进行临床前期的研究。细胞间信号阻断药物 HSP-90(热休克蛋白)抑制剂能抑制 MM 细胞增殖;组蛋白去乙酰化酶抑制剂具有诱导 MM 细胞的凋亡、抑制骨髓基质细胞分泌 IL-6 的作用;TRAIL-apo2L(肿瘤坏死因子相关凋亡诱导配体)和 2-甲氧基雌二醇均可诱导 MM 细胞的凋亡;大环内酯类抗生素克拉霉素可抑制 IL-6 分泌,联合运用克拉霉素与沙利度胺和地塞米松治疗 MM 的临床研究正在进行中;新一代的蛋白酶体抑制剂 Carfilzomib 也已进入临床试验,并显示出较好的疗效及较低的毒副反应,同时能克服对硼替佐米的耐药;单克隆抗体联合化疗也具有较好的临床应用前景。所有这些都将进一步提高 MM 的疗效并最终治愈 MM。

【支持治疗】

贫血在 MM 中常见,发生率仅次于骨痛,如果 MM 治疗有效而贫血无明显改善,建议给予红细胞生成素治疗,通常起始剂量为 1 万 U 皮下注射,每周 3 次。如治疗 3 周仍无效,可以考虑剂量加倍。

骨痛是 MM 最常见的临床表现,除有效化疗外,可以给予全身麻醉止痛药物和局部处理。止痛药物应先选择非阿片类麻醉药,避免使用非甾体抗炎药,以防止可能导致的肾损害。如果非阿片类药物无效,应该考虑阿片类麻醉药。起始治疗使用弱阿片类药物如可卡因,而吗啡等较强的阿片类药物在上述治疗不能满意控制疼痛时才应用。局部骨痛明显的患者,分次放疗可以有效缓解疼痛。如果发生病理性骨折,常常需要外科手术稳定骨折部位或者解除局部的压迫。对于椎体压缩明显的患者,经皮椎体成形术是改善疼痛的治疗选择。

双膦酸盐药物是 MM 骨病的重要治疗,常用药物包括氯屈膦酸二钠,帕米膦酸二钠,唑来膦酸等,能够减少新的骨损害和病理性骨折的发生。一般治疗 2 年,延长治疗可能增加颌骨坏死的机会。在双膦酸盐药物治疗前全面的口腔检查,保持良好的口腔卫生以及避免侵入性口腔治疗都可以减少颌骨坏死的风险。同时可以考虑补充钙和维生素 D_3,以防止血钙失衡。最近研究报告新诊断 MM 接受唑来膦酸治疗可以延长生存期。

合并肾功能不全的 MM,为防止肾功能恶化和出现肿瘤溶解综合征,需要充分水化,碱化尿液,给予快速起效的化疗如含硼替佐米方案,有效控制高钙血症、高尿酸血症和感染。高钙血症需要立即治疗,充分水化、利尿、糖皮质激素和双膦酸盐治疗。

在化疗开始 3 个月或者移植后应该给予抗感染预防,以降低感染风险。接受硼替佐米治疗的患者建议给予阿昔洛韦预防带状疱疹发生。有条件的患者可以考虑接受疫苗注射预防感染。对反复发生致命性感染或者 IgG 水平显著低下的患者,也可以给予静脉丙种球蛋白。

【疗效评价和生存分析】

　　Blade 或 EBMT 疗效标准是被广泛应用的 MM 疗效评价标准,是由欧洲外周血和骨髓移植协作组、国际骨髓移植登记处和美国骨髓移植登记处(EBMT/IBMTR/ABMTR)于 1998 年制订的造血干细胞移植治疗 MM 的疗效和进展标准。2006 年 IMWG 颁布了 MM 国际统一疗效标准,在 EBMT 标准基础上作了如下修订:①对无可测量疾病的 MM 患者增加了 FLC 的疗效和进展标准;②修改了完全缓解(CR)患者疾病复发的定义;③增加非常好的部分缓解(VGPR)和严格的完全缓解(sCR)疗效分类;④取消轻微缓解分类;⑤取消强制的 6 周间隔确定疗效。推荐应用 MM 国际统一疗效标准,但目前部分临床试验仍采用 EBMT 标准,可能轻微缓解分类更适用于难治复发性 MM 的疗效评估。

　　临床试验中评估肿瘤患者的治疗效果通常还采用生存分析,包括总生存期,无进展生存期,至进展时间,无事件生存期,无病生存期和疗效持续时间。现将其定义和在 MM 临床试验中的作用做简要评价。①至进展时间(TTP)指从开始治疗至疾病进展的时间,除进展以外原因导致死亡作为截尾数据。TTP 有助于评价药物活性和治疗获益的持续时间,但未考虑治疗相关性死亡风险增加,应联合 PFS 共同评估。②无进展生存期(PFS)指从开始治疗至疾病进展或死亡(无论何种死因)的时间。PFS 在临床试验中很常用,应和 TTP 同时分析。③无事件生存期(EFS)定义依据如何界定“事件”。通常在多数 MM 临床研究中 EFS 定义与 PFS 相同。EFS 可以包括除死亡和进展以外其他重要的事件如严重的药物副作用。④无病生存期(DFS)指从获得 CR 开始到复发的时间。与 TTP 和 PFS 不同,DFS 只适用于 CR 患者。因此目前在 MM 临床试验中的价值有效。⑤疗效持续时间(DOR)指从初次达到 PR 到疾病进展的时间,除进展以外原因导致死亡作为截尾数据。DOR 仅适用于至少达到 PR 的患者,CR 和 PR 的持续时间应分别报告。

【护理要点】

1.疼痛　骨骼疼痛与骨髓瘤细胞浸润骨骼和病理性骨折有关。

(1)休息:一般病人可适当活动,过度限制身体能促进病人继发感染和骨质疏松,但绝不可剧烈活动,应避免负载过重,防止跌、碰伤,视具体情况使用腰围、夹板,但要防止由此引起血液循环不良。如病人因久病消耗,机体免疫功能降低,易发生合并症时,应卧床休息,减少活动。有骨质破坏时,应绝对卧床休息,以防止引起病理性骨折。

(2)防止病理性骨折:应给病人睡硬板床,忌用弹性床。此类患者使用围腰夹板固定,不要弯腰及做剧烈运动,在卧床期间进行被动肢体活动。保持病人有舒适的卧位,避免受伤,特别是坠床受伤。

(3)骨痛护理:随着病情进展,骨痛症状难以缓解,骨痛程度轻重不一,主要发生于富含红骨髓的骨骼,如肋骨、胸骨等。神经根可因受压而出现神经痛。因此,在护理上应做到:①关心、体贴、安慰、同情病人,尽量减轻病人痛苦。尤其对病人因身体活动时引起的疼痛,应密切观察,细心护理。②向病人解释疼痛的原因,减少其恐惧感。③卧床休息,协助病人满足病人生活需要。④按医嘱给予适量的镇静止痛药,必要时可给予杜冷丁、吗啡等镇痛药。同时密切观察止痛药的效果。⑤选用非药物性措施,使疼痛缓解:如采用放松技术、分散病人注意力技术,从而转移病人对疼痛的注意力,并适当按摩病变部位,以降低肌肉张力,增加舒适,给予病人舒适体位;又如局部放射治疗,它也可以减轻症状。神经性疼痛的病人可给予相应的局部封闭或理疗。各种治疗集中完成,以免影响病人休息,保证病人足够的休息和睡眠,减少噪音和活动。

2.躯体活动障碍　躯体活动障碍与骨痛、病理性骨折或胸腰椎破坏压缩,压迫脊髓导致瘫痪有关。

(1)卧床期间,协助病人洗漱、进食、大小便及个人卫生等。每日用温水擦洗全身皮肤,保持皮肤清洁、干燥,预防压疮发生。

(2)协助卧床病人每1~2h变换体位,鼓励病人保持适度的床上活动,避免长久卧床加重骨骼脱钙。保持病人截瘫肢体功能位,适当使用气圈、气垫等,定时按摩肢体,防止下肢肌肉萎缩。

(3)鼓励病人咳嗽和深呼吸,以预防长期卧床导致坠积性肺炎发生。

3.健康教育

(1)疾病知识宣教:①骨髓穿刺是诊断本病必不可少的检查之一,骨穿对人体无伤害,高龄老年患者也可进行;②本病发展不如急性白血病凶猛,大部分患者经有效治疗病情可得到控制;③用于治疗本病的化疗方案比较温和,恶心、呕吐等胃肠道反应轻微,大部分患者均能耐受;④该病若不及时诊治,发展至严重骨病甚至截瘫或尿毒症,将会给患者及家属带来极大的痛苦及经济负担。故家属及患者应配合医护人员积极治疗。

(2)饮食:给予高热量、高蛋白、高维生素、易消化的饮食,有肾功能损伤者,应采用低盐、低蛋白饮食。饮食宜清淡,选用能抑制骨髓过多增生的食品,如海带、紫菜、海蛤、裙带菜、杏仁。忌食肥甘厚味以及生冷、辛辣之品,可适当应用牛奶。鼓励患者多饮水,每日饮水量>3升,以减轻或避免发生高钙血症和高尿血症,注意尿量变化。

(3)活动:一般患者可适量活动,但绝对不可剧烈活动。患者因久病消耗,机体免疫机能降低,易发生合并症,应卧床休息。有骨质破坏者应卧床休息,以防引起病理性骨折。

(4)预防和控制感染:保持居室清洁,温湿度适宜,避免受凉,注意口腔、皮肤、外阴清洁、避免感染。

(5)坚持用药,定期复诊:遵医嘱定期(一般半个月)回院复查,以准备下一次的化疗。避免对肾有损害药物的应用。若出现发热、感冒或感染症状及时回院就诊。

第二节　淋巴瘤

淋巴瘤起源于淋巴结和淋巴组织,其发生大多与免疫应答过程中淋巴细胞增殖分化产生的某种免疫细胞恶变有关,是免疫系统的恶性肿瘤。

按组织病理学改变,淋巴瘤可分为霍奇金淋巴瘤(HL)和非霍奇金淋巴瘤(NHL)两大类,85%的淋巴瘤为 NHL。此二者均发生于淋巴组织,但它们在流行病学、病理特点和临床表现上有明显不同。

本病男性发病多于女性。发病年龄以 20～40 岁为多见。城市的发病率高于农村。我国发病率明显低于欧美各国及日本,死亡率为1.5/10 万,排在恶性肿瘤死亡的第 11～13 位。在我国,HL 占淋巴瘤的9%～10%,是一组疗效相对较好的恶性肿瘤;NHL 占全部淋巴瘤病例的 90% 左右,并且近十几年来发病率逐年升高,可能与环境恶化、寿命的延长以及组织病理学的进步有关。

【病因与发病机制】

淋巴瘤的病因及发病机制尚不完全清楚,很多证据表明与下述因素有关。

1.病毒感染　目前病毒学说颇受重视,研究结果认为 EB 病毒与HL 的关系极为密切,可能是 Burkitt 淋巴瘤的病因;一些逆转录病毒如人类 T 淋巴细胞病毒Ⅰ型(HTLV-Ⅰ)、HTLV-Ⅱ、Kaposi 肉瘤病毒(human herpes virus-8)也与淋巴瘤的发病有关。边缘区淋巴瘤合并HCV 感染,经干扰素和利巴韦林治疗 HCV RNA 转阴时,淋巴瘤可获得部分或完全缓解,也是有力佐证。

2.免疫缺陷　免疫功能低下也与淋巴瘤的发病有关。遗传性或获得性免疫缺陷患者伴发淋巴瘤者较正常人为多,器官移植后长期应用免疫抑制剂而发生恶性肿瘤者,其中 1/3 为淋巴瘤。干燥综合征患者中淋巴瘤的发病率比一般人高。

3.其他因素　日本成人 T 细胞白血病/淋巴瘤有明显的家族集中趋势,呈地区性流行,说明遗传因素可能也是淋巴瘤病因之一。幽门螺杆菌抗原的存在与胃黏膜相关性淋巴样组织结外边缘区淋巴瘤(胃MALT 淋巴瘤)发病有密切的关系,抗幽门螺杆菌治疗可改善其病情,幽门螺杆菌可能是该类淋巴瘤的病因。

【病理和分型】

淋巴瘤的典型病理学特征为正常滤泡性结构、被膜周围组织、被膜及被膜下窦被大量异常淋巴细胞或组织细胞所破坏。

1.霍奇金淋巴瘤　R-S 细胞是 HL 的特点。R-S 细胞来源于被激活的生发中心后期 B 细胞。目前普遍采用 1965 年 Rye 会议的 HL 分型方法,按病理组织的形态学特点将 HL 分成四类。国内以混合细胞型为最常见,结节硬化型次之,其他各型均较少见。各型并非固定不变,淋巴细胞为主型的 2/3 可向其他各型转化,仅结节硬化型较为固定。HL 的组织分型与预后有密切关系。HL 通常从原发部位向邻近淋巴结依次转移,越过邻近淋巴结向远处淋巴结区的跳跃性播散较少见。

2.非霍奇金淋巴瘤　NHL 大部分为 B 细胞性,病变的淋巴结切面外观呈鱼肉样,镜下正常淋巴结结构破坏,淋巴滤泡和淋巴窦可消失。增生或浸润的淋巴瘤细胞成分单一、排列紧密。NHL 易发生早期远处扩散。有的病例在临床确诊时已播散至全身。侵袭性 NHL 常原发累及结外淋巴组织,发展迅速,往往跳跃性播散,越过邻近淋巴结向远处淋巴结转移。

2000 年 WHO 提出了淋巴组织肿瘤分型方案。该方案既考虑了形态学特点,也反映了应用单克隆抗体、细胞遗传学和分子生物学等新技术对淋巴瘤的新认识和确定的新病种,该方案包含了各种淋巴瘤和淋巴细胞白血病。

WHO(2001)分型方案中较常见的淋巴瘤亚型包括:边缘区淋巴瘤、滤泡性淋巴瘤、套细胞淋巴瘤、弥漫性大 B 细胞淋巴瘤、Burkitt 淋巴瘤/白血病、管原始免疫细胞性 T 细胞淋巴瘤、间变性大细胞淋巴瘤、周围性 T 细胞淋巴瘤、蕈样肉芽肿/赛塞里综合征。

【临床表现】

无痛性进行性的淋巴结肿大或局部肿块是淋巴瘤共同的临床表现,具有以下两个特点,①全身性:淋巴结和淋巴组织遍布全身且与单核一巨噬细胞系统、血液系统相互沟通,故淋巴瘤可发生在身体的任何部位。其中淋巴结、扁桃体、脾及骨髓是最易受到累及的部位。此外,常伴全身症状:发热、消瘦、盗汗,最后出现恶病质。②多样性:组织器官不同,受压迫或浸润的范围和程度不同,引起的症状也不同。当淋巴瘤浸润血液和骨髓时可形成淋巴细胞白血病,如浸润皮肤时则表现为蕈样肉芽肿或红皮病等。HL 和 NHL 的病理组织学变化不同也形成了各自特殊的临床表现。

1.霍奇金淋巴瘤 此类患者多见于青年,儿童少见。①淋巴结肿大:首发症状常是无痛性颈部或锁骨上淋巴结进行性肿大(占 60%～80%),其次为腋下淋巴结肿大。肿大的淋巴结可以活动,也可互相黏连,融合成块,触诊有软骨样感觉。少数 HL 可浸润器官组织或因深部淋巴结肿大压迫,引起各种相应症状(见 NHL)。②带状疱疹:5%～16%的 HL 患者发生带状疱疹。③酒精性疼痛:饮酒后引起的淋巴结疼痛是 HL 所特有,但并非每一个 HL 患者都是如此。④全身症状:发热、盗汗、瘙痒及消瘦等全身症状较多见。30%～40%的 HL 患者以原因不明的持续发热为起病症状。这类患者一般年龄稍大,男性较多,常有腹膜后淋巴结累及。周期性发热(Pel-Ebstein 热)约见于 1/6 的患者。可有局部及全身皮肤瘙痒,多为年轻女性。瘙痒可为 HL 的唯一全身症状。

2.非霍奇金淋巴瘤 相对于 HL,NHL 的临床表现有如下二个特点:①随年龄增长而发病增多,男较女为多;除惰性淋巴瘤外,一般发展迅速。②NHL 有远处扩散和结外侵犯倾向,无痛性颈和锁骨上淋巴结进行性肿大为首发表现者较 HL 少。NHL 对各器官的压迫和浸润较

HL 多见,常以高热或各器官、系统症状为主要临床表现。咽淋巴环病变临床有吞咽困难、鼻塞、鼻出血及颌下淋巴结肿大。胸部以肺门及纵隔受累最多,半数有肺部浸润或胸腔积液。可致咳嗽、胸闷、气促、肺不张及上腔静脉压迫综合征等。累及胃肠道的部位以回肠为多,其次为胃,结肠很少受累。临床表现有腹痛、腹泻和腹块,症状可类似消化性溃疡、肠结核或脂肪泻等,常因肠梗阻或大量出血施行手术而确诊。肝大,黄疸仅见于较后期的病例。原发于脾的 NHL 较少见。腹膜后淋巴结肿大可压迫输尿管,引起肾盂积水。肾损害主要为肾肿大、高血压、肾功能不全及肾病综合征。中枢神经系统病变累及脑膜及脊髓为主。硬膜外肿块可导致脊髓压迫症。骨骼损害以胸椎及腰椎最常见,表现为骨痛,腰椎或胸椎破坏,脊髓压迫症等。约 20% 的 NHL 患者在晚期累及骨髓,发展成急性淋巴细胞白血病。皮肤受累表现为肿块、皮下结节、浸润性斑块、溃疡等。

【辅助检查】

1.**血液和骨髓检查** HL 常有轻或中度贫血,部分患者嗜酸性粒细胞升高。骨髓被广泛浸润或发生脾功能亢进时,血细胞减少。骨髓涂片找到 R-S 细胞是 HL 骨髓浸润的依据,活检可提高阳性率。

NHL 白细胞数多正常,伴有淋巴细胞绝对和相对增多。一部分患者的骨髓涂片中可找到淋巴瘤细胞。晚期并发急性淋巴细胞白血病时,可呈现白血病样血象和骨髓象。

2.**生化检查** 疾病活动期有血沉增速,血清乳酸脱氢酶升高提示预后不良。如血清碱性磷酸酶活力或血钙增加,提示骨骼累及。B 细胞 NHL 可并发抗人球蛋白试验阳性或阴性的溶血性贫血,少数可出现单株 IgG 或 IgM。中枢神经系统累及时脑脊液中蛋白升高。

3.**影像学检查** 胸部 X 线、腹部超声或胸(腹)部 CT 有助于确定病变的部位及其范围。

4.**病理学检查** 病理学检查是诊断淋巴瘤的基本方法。淋巴结活检是淋巴瘤确诊和分型的主要依据。

【诊断要点】

进行性、无痛性淋巴结肿大者,应做淋巴结印片及病理切片或淋巴结穿刺物涂片检查即可确诊。根据组织病理学作出淋巴瘤的诊断和分类分型诊断后,还需根据淋巴瘤的分布范围,按照 AnnArbor(1966 年)提出的 HL 临床分期方案(NHL 也参照使用)分期:

Ⅰ期:病变仅限于 1 个淋巴结区(Ⅰ)或单个结外器官局部受累(ⅠE)。

Ⅱ期:病变累及横膈同侧两个或更多的淋巴结区(Ⅱ),或病变局限侵犯淋巴结以外器官及横膈同侧 1 个以上淋巴结区(ⅡE)。

Ⅲ期:横膈上下均有淋巴结病变(Ⅲ)。可伴脾累及(ⅢS)、结外器官局限受累(ⅢE),或脾与局限性结外器官受累(ⅢSE)。

Ⅳ期:1 个或多个结外器官受到广泛性或播散性侵犯,伴或不伴淋巴结肿大。肝或骨髓只要受到累及均属Ⅳ期。

累及的部位可采用下列记录符号:E,结外;X,直径 10cm 以上的巨块;M,骨髓;S,脾;H,肝;O,骨骼;D,皮肤;P,胸膜;L,肺。

为提高临床分期的准确性,肿大的淋巴结也可穿刺涂片进行细胞形态学、免疫学和分子生物学检查,作为分期的依据。

每一个临床分期按全身症状的有无分为 A、B 二组。无症状者为 A,有症状者为 B。全身症状包括三个方面:①发热 38℃以上,连续 3 天以上,且无感染原因;②6 个月内体重减轻 10％以上;③盗汗:即入睡后出汗。

【治疗要点】

以化疗为主的化、放疗结合的综合治疗,是目前治疗淋巴瘤的基本策略。

1.化学治疗 HLⅢ、HLⅣ和 NHL 低度恶性Ⅲ、Ⅳ期以及 NHL 中高度恶性,即使临床分期为Ⅰ、Ⅱ病人均以化疗为主,必要时局部放疗。多采用联合化疗,争取首次治疗获得缓解,有利于病人长期存活。

2.放射治疗 霍奇金病放疗疗效较好,早期常可达到根治目的。

非霍奇金淋巴瘤对放射治疗敏感,但复发率高。放射治疗包括扩大及全身淋巴结照射两种。

3.生物治疗　单克隆抗体(CD20)、干扰素等。

4.抗幽门螺杆菌的药物治疗。

5.骨髓或造血干细胞移植　55 岁以下、重要脏器功能正常、如属缓解期短、难治易复发的侵袭性淋巴瘤、4 个 CHOP 方案能使淋巴结缩小超过 3/4 者,可考虑全淋巴结放疗(即斗篷式合并倒"Y"字式扩大照射)及大剂量联合化疗后进行异基因或自身骨髓(或外周造血干细胞)移植,以期最大限度地杀灭肿瘤细胞,取得较长期缓解和无病存活。

6.手术治疗　合并脾功能亢进者如有切脾指征,可行脾切除术以提高血象,为以后化疗创造有利条件。

【护理要点】

1.病情观察　观察全身症状如贫血、乏力、消瘦、盗汗、发热、皮肤瘙痒、肝脾肿大等;观察淋巴结肿大所累及范围、大小;严密观察有无深部淋巴结肿大引起的压迫症状,如纵隔淋巴结肿大引起咳嗽、呼吸困难、上腔静脉压迫症,腹膜后淋巴结肿大可压迫输尿管引起肾盂积水;观察有无骨骼浸润,警惕病理性骨折、脊髓压迫症发生。

2.休息与活动　早期患者可适当活动,有发热、明显浸润症状或化疗、放疗时应卧床休息,以减少消耗,保护机体。

3.饮食护理　给予高热量、高蛋白、丰富维生素、易消化食物,多饮水,以增强机体对化疗、放疗的承受力,促进毒素排泄。

4.发热护理　按发热护理常规进行。

5.放疗护理　保持皮肤清洁,每日用温水擦洗,尤其要保护放疗照射区域皮肤,避免一切刺激因素如日晒、冷热、各种消毒剂、肥皂、胶布等对皮肤的刺激,内衣选用吸水性强柔软棉织品,宜宽大。恶性淋巴瘤溃烂后,伤口不易愈合,所以建议不要用或者少用外贴膏药。以防溃烂。

6.淋巴结穿刺的护理　协助医生做好淋巴结穿刺。穿刺过程如下：①选择适于穿刺的部位，一般取肿大较明显的淋巴结。②常规消毒局部皮肤和术者手指。③术者以左手食指和拇指固定淋巴结，右手持10ml干燥注射器将针头直接刺入淋巴结内，深度依淋巴结大小而定，然后边拔针边用力抽吸，利用空针内的负压将淋巴结内的液体和细胞成分吸出。④固定注射器内栓拔出针头后将注射器取下，充气后再将针头内的抽出液喷射到玻璃片上制成均匀涂片，染色镜检。⑤术后穿刺部位用无菌纱布覆盖，并以胶布固定。

7.健康教育　①淋巴瘤的治疗已取得了很大进步，HL已成为化疗可治愈的肿瘤之一。向患者或家属解释本病的特点，介绍目前治疗有效的方案，提高病人治疗疾病的信心。②告诉病人如何配合化疗或放疗，怎样最大限度地降低放化疗的不良反应。③预防感染，做好保护性隔离是淋巴瘤患者应该知晓的重要知识。④自我病情监测，出现疲乏无力、发热、盗汗、咳嗽、气促，腹痛、腹泻、皮肤瘙痒或口腔溃疡，或发现淋巴结肿大等应及时就诊。

第三节　骨髓增生异常综合征

骨髓增生异常综合征(MDS)原名白血病前期，是一组源于造血干/祖细胞水平产生损伤，常有贫血，有时感染或出血，部分病例有肝、脾大。血常规示全血细胞减少或任何一或二系细胞减少。骨髓增生活跃，三系或二系血细胞有显著的病态造血，病程稍长，多演变为白血病或骨髓造血功能衰竭。

【常见病因】

病因未明，但多种因素如病人的敏感性、年龄、性别、发病前接触致白血病物质和感染等均可能导致。

1982年，FAB协作组确定了MDS的名称，将此综合征分为5型。

1.难治性贫血(RA)　骨髓中原始细胞+早幼粒细胞(下称原+早)<5%，血中原始细胞+早幼粒细胞<1%。

2.难治性贫血伴环状铁粒幼红细胞　骨髓及血常规似难治性贫血,但骨髓中出现环状铁粒幼红细胞>15%。

3.难治性贫血伴原始细胞增多(RAEB)　骨髓中原始细胞+早幼粒细胞5%~20%,血中原始细胞+早幼粒细胞<5%。

4.难治性贫血伴原始细胞增多在转变中(RAEB-T)　符合下述任一项即可诊断:①血中原始细胞+早幼粒细胞>5%;②骨髓中原始细胞+早幼粒细胞为20%~30%;③不成熟细胞中出现auer小体。

5.慢性粒单细胞白血病(CMML)　骨髓象及血象似难治性贫血伴原始细胞增多,但血中单核细胞≥$1.0×10^9$/L,在儿科现称之为幼年型粒-单白血病。

【发病机制】

MDS属克隆性疾患,发病至少有2个步骤,先为某种因素使遗传型不稳定的多能干细胞克隆性增生,其后另一因素使其子代发生染色体异常。可能需要多步骤才能成为失去控制的恶性增生。

【临床表现】

主要表现为贫血、出血、发热、感染和肝、脾大。多数都有贫血,但程度较轻,主要为红细胞无效性生成所致。出血的发生率为23%~95%,多为较轻的皮肤、黏膜出血。病情进展至晚期可有严重出血,甚至发生脑出血而死亡。发热和感染的发生率多为50%~60%,随病情的进展而增高,有10%~76%可见肝、脾、淋巴结增大。

【辅助检查】

1.实验室检查

(1)血液检查:90%以上有贫血,50%全血细胞减少。红细胞为大细胞或正细胞性,细胞大小不等。血小板轻度减低,偶见升高。可见巨大血小板和脱颗粒。

(2)骨髓检查:骨髓增生活跃,红系巨幼变明显。粒系成熟停滞,骨髓活检可见粒系不成熟前期细胞异常定位。单核细胞增多。巨核细胞多有异常,尤以淋巴样小巨核为典型表现。

(3)染色体检查:50％患者有染色体异常,核型异常者转化为白血病可能性大。

(4)祖细胞培养:骨髓祖细胞体外培养,部分类似白血病细胞生长。

(5)其他:中性粒细胞过氧化酶和碱性磷酸酶缺乏。

2.其他辅助检查　常规做 X 线和 B 超检查,必要时做 CT 检查。

【治疗原则】

治疗应根据不同的病期而异。RA 和 RARS 采用调节造血的药物为主,可按慢性再生障碍性贫血治疗或给予诱导分化,如雄激素、肾上腺皮质激素、维 A 酸、干扰素等。如病情向白血病进展,可采用单药或联合化疗,异基因骨髓移植是治愈此症的唯一途径。

1.刺激造血　司坦唑醇、大剂量甲泼尼松龙、重组白介素-3 和促红细胞生成素等。

2.诱导分化　顺式或全反式维甲酸、干扰素、三尖杉碱。

3.化疗

(1)小剂量阿糖胞苷。

(2)蒽环类药:①阿柔比星;②伊达比星。

(3)依托泊苷。

(4)小剂量三尖杉碱。

(5)联合化疗。

3.骨髓移植　异基因骨髓移植为治疗本病的最有效途径。

【护理】

1.护理要点及措施

(1)活动无耐力的护理

①病情观察:了解病人有无心悸、头痛、恶心,进食情况及活动量的耐受程度。观察体温、脉率,肺部有无啰音,肝脾大小及血常规、骨髓变化等。记录出入量。

②保证休息和睡眠:因白细胞过度生长,其代谢率会升高,同时也

因贫血而有缺氧的症状。根据病人体力，适当限制活动量以减少体力消耗。可与患者共同制定日常活动计划，做到有计划的适量活动。

③饮食护理：给予高蛋白质、高维生素、清淡易消化饮食。向家属解释化疗期间保证足够的营养，可补充机体的热量消耗、提高病人对化疗的耐受性，减少并发症，以帮助治疗顺利进行。食欲差者少量多餐。同时保证每日充足的饮水量。

④输血或浓缩红细胞：病人全血减少、乏力明显，可遵医嘱输血或浓缩红细胞，增加组织器官的供氧。

(2)出血的护理：血小板数低于 $50×10^9/L$ 时，增加卧床休息时间，护士应密切注意病人有无出血征兆，检查排尿、排便有无出血反应，全身皮肤有无瘀点、瘀斑。注射和抽血后应在针孔上加压5分钟以上，预防出血。告诫患者避免受伤，刷牙时应使用软毛牙刷，勿剔牙、挖鼻孔及进食粗糙食物，预防便秘。如有头痛、视力改变立即报告。

(3)感染的预防及护理

①病室环境清洁卫生，定期开窗通风，限制探视，防止交叉感染，白细胞过低时进行保护性隔离。

②严格执行消毒隔离制度和无菌技术操作防止各种医源性感染。

③做好口腔护理、会阴肛门护理，预防各种感染。

④观察有无发热、感染伴随症状及体征。注意保暖，高热时：a.应注意休息，可以减少能量的消耗，有利于机体的恢复；b.口腔护理：高热时，口腔内容易滋生细菌，很容易发生口炎、口腔溃疡；c.皮肤护理：护理人员应当及时帮助擦干身体，更换清洁的衣物和床上用品，防止压疮和感冒；d.增加高蛋白质饮食及水分的补充，如鸡蛋、牛奶、汤、盐水、瘦肉等；e.对于低热和中等热的病人，可通过改变环境、温度、衣着、被褥厚薄以及建议饮凉饮，以降低体温，促进舒适；f.对高热病人，常采用温水擦浴和冰袋冷敷的方法降温，必要时可采用药物降温。

⑤按医嘱给予抗感染治疗。

⑥做好预防感染的卫生宣教工作。

（4）化疗药物不良反应的护理：化疗药物共同的不良反应是恶心、呕吐、骨髓抑制和肝损害。另外如长春新碱的主要不良反应是神经炎，阿糖胞苷的主要不良反应是剥脱性皮炎等，因此，化疗期间除应定期复查血常规、肝功能及骨髓外，还应注意药物的毒性及不良反应出现与否，在治疗护理上选用能防止或减轻毒性及不良反应的中西医措施，以利于化疗顺利进行。

（5）心理护理：重视心理护理，采取鼓励、安慰等方法，以高度的责任心和同情心对待他们，充分与他们沟通建立友好关系，取得信任，以最佳的心理状态来配合治疗，提高长期生存率。

2.健康教育

（1）避免接触有毒、有害化学物质及放射性物质。

（2）MDS 以贫血症状突出，病程长，鼓励病人树立信心。

（3）加强疾病知识教育，预防感染和出血。

（4）坚持治疗，不擅自停药，按时复诊。

（5）适当锻炼，增强体质，稳定病情，促进治愈。

（6）携带 PICC 置管患者每 7 天维护 1 次。

第六章　血液系统疾病常用检查及治疗护理

第一节　骨髓穿刺术

骨髓穿刺简称骨穿,骨髓充填于骨髓腔和骨骼松质网眼内,以抽取少量骨髓进行检查称为骨穿。临床上常用的穿刺部位是髂骨和胸骨。

【适应证】

1.各种血液病的诊断、鉴别诊断及治疗随访。

2.不明原因的 RBC、WBC、PLT 数量增多或减少及形态学异常。

3.不明原因发热的诊断与鉴别诊断,可做骨髓培养、骨髓涂片找寄生虫等。

【禁忌证】

血友病、凝血功能障碍、血小板功能低下。

【检查(治疗)前准备】

1.检查(治疗)前检查凝血时间、血小板计数。

2.向患者详细讲解骨穿的目的、方法,解除思想顾虑,取得合作。

3.签署知情同意书。

4.准备用物,床旁操作时应注意隔帘遮挡。

5.协助患者摆好体位,胸骨及髂前上棘取仰卧位,髂后上棘取侧卧位,腰椎棘突取坐位或侧卧位。

【注意事项】

1.骨髓取量不应过多,常为 0.1～0.2ml(细菌培养除外),否则会使骨髓液稀释影响判定。

2.严格无菌操作,防止骨髓炎发生。

3.定位准确,体位摆放准确。

4.胸骨穿刺不可用力过猛,以防穿透内侧骨板。

5.骨髓取出后应立即涂片,否则很快凝固,影响涂片质量。

6.穿刺时应注意观察病人面色、脉搏、血压,如发现病人紧张、大汗、脉搏加快应立即报告医师。

【检查(治疗)护理】

1.拔针后加压 3～5 分钟,穿刺处敷料固定,静卧 2～4 小时

2.观察穿刺处有无出血,尤其是血小板偏低患者,增加观察次数。

3.保持局部干燥,术后当日禁沐浴,防止穿刺点感染。

4.3 日后无出血、感染可取下穿刺处敷料,可沐浴。

5.若局部出现触痛和发红,可能是感染的迹象,应报告医师处理。

第二节　腰椎穿刺术

腰椎穿刺术简称腰穿,是指通过穿刺第 3～4 腰椎或第 4～5 腰椎间隙进入椎管释放出脑脊液的技术。主要用于中枢神经系统疾病的诊断和鉴别诊断。

【适应证】

1.中枢神经系统炎症性疾病的诊断与鉴别诊断。

2.肿瘤性疾病的诊断与治疗　脑膜白血病,并通过腰椎穿刺鞘内注射化疗药物治疗脑膜白血病。

【检查(治疗)前准备】

1.术前检查出凝血时间、血小板计数。

2.签署知情同意书。

3.向患者解释穿刺目的及注意事项,取得病人合作。

4.术前排空大小便,床上静卧 15～30 分钟。

5.取正确体位,去枕侧卧,头向胸前弯曲,双手抱膝,使椎间隙增宽。

【注意事项】

1.严格无菌技术操作,室内减少人员走动,防止引起颅内感染。

2.穿刺过程中,注意观察病人意识、瞳孔、脉搏、呼吸的改变。

3.怀疑颅压增高者,不宜做腰椎穿刺,防止脑疝发生。

4.躁动不安和不能合作者,使用镇静药后进行穿刺。

【检查(治疗)护理】

1.体位　穿刺后去枕平卧 4～6 小时,颅压高者平卧 12～24 小时,不可抬高头部,以防穿刺后反应如头痛、恶心、呕吐、眩晕等。

2.病情观察　观察患者有无头痛、腰痛,有无脑疝及感染等并发症。

3.预防感染　保持穿刺部位干燥,观察有无渗液、渗血,24 小时内不能沐浴。

第三节　输血和输血反应

输血是一种用于临床各科的治疗方法,特别是血液系统疾病涉及较多。输血的治疗作用除了用以补给血量,维持血容量,提高血压以抗休克和防止出血性休克的措施外,还可供给具有带氧能力的红细胞以纠正因红细胞减少或其带氧能力降低所导致的急性缺氧症;补充各种凝血因子以纠正某些病人血液凝固障碍。为保证用血安全,应严格执行《中华人民共和国献血法》和卫生部颁布的《医疗机构临床用血管理办法》、《临床输血技术规范》。

【输血种类】

1.按血源分类　分自体、异体输血 2 种。输入自己预先贮存或失血回收的血液,称为自体输血。自体输血有下列优点:可避免血液传播疾病;避免同种异体输血引起的同种免疫反应及可能的差错;可节约血液,缓解血液供需矛盾。异体输血,即输入与患者血型相同的他人提供的血液或血液成分。也就是通常所说的"输血"。

2.按输血方式分类　可分为加压输血、加氧输血、置换输血。

3.按血液成分分类

(1)全血输注:全血是指血液的全部成分,包括各种血细胞及血浆中各种成分,还有抗凝剂及保存液。全血有库存全血及新鲜全血之分。常用保存于4±2℃的全血。全血中主要是含有载氧能力的红细胞和维持渗透压的白蛋白,可应用于:①各种原因(手术、创伤等)引起的急性大量失血需要补充红细胞及血容量时。②需要进行体外循环的手术时。③换血,特别是新生儿溶血病换血。

全血输注缺点有:①全血中所含血小板与白细胞可引起的抗体,可在再输血时引起反应。②对血容量正常的人,特别是老人或儿童,易引起循环超负荷。③全血并不全,血液离开血循环,发生"保存损害";保存液是针对红细胞设计的,只对红细胞有保存作用;血小板需要在(22±2)℃振荡条件下保存,(4±2)℃保存有害;白细胞中的粒细胞是短命细胞,很难保存;凝血因子Ⅷ和Ⅴ不稳定,保存1～3d活性丧失。目前,全血输注已逐渐减少,而代之以成分输血。

(2)成分输血:成分输血是根据血液比重不同,将血液的各种成分加以分离提纯,依据病情需要输注有关的成分。优点为:一血多用,节约血源,针对性强,疗效好,副作用少,便于保存和运输。成分输血是目前临床常用的输血类型。

【常用成分输血】

1.红细胞输注

(1)少浆血:从全血中移出部分血浆,使红细胞压积约为50%。

(2)浓缩红细胞:是一种重要的红细胞制品,已被临床广泛应用,其红细胞压积为70%～90%,红细胞压积在80%以上者输注时应加生理盐水调节。

(3)代浆血或晶体盐红细胞悬液:移去大部血浆用代血浆或晶体盐

溶液保存,其优点为既可补充红细胞与血容量,又可因去除血浆而减少不良反应,血浆亦可移做它用。

(4)洗涤红细胞:用生理盐水洗红细胞 3~6 次,使其血浆蛋白含量极少,可降低输血不良反应。最常用于因输血而发生严重过敏的患者。因多数采用开放式洗涤红细胞,故需在数小时内输注完毕。

(5)少白细胞的红细胞:除去白细胞可减少由白细胞引起的不良反应。主要用于反复输血而屡有发热的非溶血性输血反应时或准备施行器官移植者。输注方法同浓缩红细胞,用开放法制备的少白细胞的红细胞要在 24h 内输注。

(6)其他:尚有冰冻红细胞、年轻红细胞等。

2.浓缩白细胞输注 临床上输注白细胞主要指粒细胞,浓缩白细胞现在多用血细胞单采机分离而得。

适应证:①当患者白细胞少于 $0.5 \times 10^9/L$,有严重细菌感染而经抗生素治疗 24~48 小时无效时,治疗时应输注大剂量的白细胞,并至少连续输数天,才可能有效;②用于预防:当治疗白血病或骨髓移植后引起粒细胞缺乏症时,输白细胞可能降低合并严重感染的危险,但引起副作用的弊病可能更大,故除非在严密观察下,不宜采取这种预防措施;③新生儿败血症,特别是早产儿,给予粒细胞输注,可明显降低其死亡率。

输粒细胞时必须用与患者 ABO 和 RH 同型的血液,若能 HLA 血型相配则更为有益。输注粒细胞后,临床疗效的观察主要是看感染是否被控制、体温是否下降,而不是观察粒细胞数量增加与否。因为粒细胞在输入后很快离开血循环而在体内重新分布,且常移至炎症部分,所以不能以外周血粒细胞数作为疗效评价标准。

3.血小板输注 血小板制品有:①富含血小板血浆,约含全血中 70% 以上血小板;②浓缩血小板,将富血小板血浆再离心浓缩,分出部分血浆后而得;③少白细胞血小板。

适应证:①血小板减少:决定于血小板数与出血程度,一般血小板数$<20\times10^9/L$并合并出血时应给输血小板；②血小板功能异常，如血小板无力症、血小板病、巨大血小板综合征。药物或肝肾功能引起的血小板功能异常等患者。输注时注意用有滤网的标准输血器，因血小板功能随保存时间延长而持续降低，故制备后应尽快输注。多次输注者，最好用 HIA 相同的单一供者血小板，以避免同种免疫反应而导致输注无效。

4.血浆及血浆蛋白制品　　输注血浆及其制品是现代成分输血的重要内容之一，在输血技术发达国家，对血浆和多种血浆蛋白制品的需求量很大。

(1)血浆：各类血浆制品很多，如新鲜冷冻血浆、普通冷冻血浆、冷冻干燥血浆、冷沉淀物等，但现在应用最多的是新鲜冷冻血浆，即于采血后 6 小时内分离血浆，并迅速于 30 摄氏度下冰冻保存，保存期可长达一年。融化后等同新鲜血浆，含新鲜血浆所有成分，甚至仍含有不稳定的因子Ⅷ与因子Ⅴ等。适应于患有导致一种或多种凝血因子缺乏的疾病，如 DIC 等；肝功能衰竭而伴有出血倾向时；应用华法林等抗凝药物过量等。输注时应注意：供、受者 ABO 血型相合，使用前先在 30～37℃水中融化，6 小时内输完。

(2)血浆白蛋白，主要用于补充血管内或血管外白蛋白缺乏。扩充血容量是使用白蛋白的重要指征，对血容量损失 50％～80％者，除输给红细胞外，应同时输给白蛋白使血浆蛋白维持在 $50g/L$ 以上；此外还可用于白蛋白丢失(如烧伤等)及体外循环时，失代偿肝硬化。其不良反应较少而轻。

(3)免疫球蛋白：输注免疫球蛋白属于被动免疫疗效法，即相当于将大量抗体输给患者，使其从低免疫状态变为暂时高免疫状态。

【输血反应】

输血反应是输血或某些血液制品引起的不良反应。

1.发热反应　　发热属于非溶血性反应，是最常见的输血反应。

原因：①输入致热原所致，如血液、保养液、输血用具被致热原污染。②违反无菌技术操作原则,造成输血过程污染。③免疫作用,多次输血后,受血者血液中产生的白细胞抗体或血小板抗体与供血者的白细胞或血小板发生免疫反应。

临床表现:通常在输血过程中或输血后 1～2 小时以内发生反应,患者起初寒战,继而发热,体温升高至 38～41℃,持续时间不等,轻者持续 1～2 小时,重者持续数小时。可伴有皮肤潮红、头痛、恶心、呕吐等症状。

护理:①密切观察病情变化:对反应轻者减慢输血速度,症状可自行缓解;严重者应立即停止输血,静脉滴注生理盐水,以维持静脉通路,保留余血,以备查明原因之用。②对症处理:高热者行物理降温,寒战者给予保暖、饮热饮料等。③按医嘱给药:如退烧药、抗过敏药物或激素类药物。

2.过敏反应　原因:①形成全抗原致敏:如患者为过敏体质,输入血液中的异体蛋白质与过敏机体的蛋白质结合形成全抗原而引起过敏。②输入血中含有致敏物质。③多次输血产生抗体:患者多次输血,体内产生过敏性抗体,当再次输血时,抗原和抗体相互作用。

临床表现:过敏反应多发生在输血后期或即将结束时发生,反应程度轻重不一,症状出现越早,反应越严重。轻度反应:输血后出现皮肤瘙痒,局部或全身出现荨麻疹。中度反应:出现血管神经性水肿,多见于颜面部,表现为眼睑,口唇高度水肿;喉头水肿可发生呼吸困难。重度反应:发生过敏性休克。

护理:轻度过敏反应,减慢输血速度,按医嘱给予抗过敏药物;中、重度过敏反应,应立即停止输血,通知医生,遵医嘱皮下注射 0.1％盐酸肾上腺素 0.5～1ml。呼吸困难者给予氧气吸入;严重喉头水肿者护士应配合医生行气管切开;循环衰竭者立即进行抗休克治疗。输血前对曾有过敏史和需多次输血的患者按医嘱给予抗过敏药物。

3.溶血反应　溶血反应是指供血者的红细胞或受血者的红细胞发生异常破坏或溶解引起的一系列临床症状,为输血最严重的反应。

原因:①输入异型血:供血者和受血者的血型不符而造成血管内溶血,反应发生快,一般输入 10～15ml 即出现症状,后果严重。②输入变质血:输血前红细胞即被破坏溶解,如血液贮存过久、保存温度过高、血液被剧烈震动或被细菌污染、血液内加入高渗或低渗溶液或影响 pH 值的药物等,均可导致红细胞破坏溶解。③输入 RH 因子不同的血:RH 阴性者首次输入 RH 阳性血液时不发生溶血反应,但输血 2～3 周后体内即产生抗 RH 阳性的抗体。如再次接受 RH 阳性血液,即可发生溶血反应。RH 因子不合所致的溶血反应发生较慢,可在输血后几小时至几天后才发生,并且较少见。

临床表现:急性溶血反应常出现寒战、高热、心悸、气促、腰背痛、血红蛋白尿甚至尿闭、急性肾功能衰竭和 DIC 表现。

护理:①停止输血、送检:一旦发生溶血反应立即停止输血(保留静脉通路,以备按医嘱给药),通知医生;保留余血并抽取患者血标本一同送检,重做血型鉴定和交叉配血试验。②给予氧气吸入:改善组织缺氧状况。③肾保护:双侧腰封闭,双侧肾区用热水袋热敷,解除肾血管痉挛。④碱化尿液:按医嘱口服或静脉滴注碳酸氢钠,以增加血红蛋白在尿液中的溶解度,防止肾小管阻塞。⑤密切观察病情变化:及时观察皮肤、尿色及量的变化,定时测量生命体征并做好记录。对少尿、无尿者,按急性肾衰竭护理;出现休克症状时,配合医生进行休克抢救。溶血反应重在预防,严格执行查对制度,严守操作规程,不可使用变质的血液,认真做好血型鉴定和交叉配血试验,杜绝差错事故发生。

4.枸橼酸钠中毒反应　　正常情况下,缓慢输血不会引起枸橼酸钠中毒,因为枸橼酸钠能在肝内很快代谢为碳酸氢钠。原因:大量输血随之输入大量枸橼酸钠,如果患者肝功能不良,枸橼酸钠不能完全氧化和排出,而与血中游离钙结合使血钙降低致凝血功能障碍、毛细血管张力减低、血管收缩不良和心肌收缩无力等。

临床表现:手足抽搐,血压下降,脉压小,心电图出现 Q-T 间期延长,出血倾向,心率减慢,甚至发生心搏骤停。

护理：①密切观察：严密观察患者的病情变化及输血后的反应。②预防：每输入库血1000毫升以上时，按医嘱静脉注射10％葡萄糖酸钙或10％氯化钙10毫升，补充钙离子，防止血钙过低。

5.其他反应　输血不当还可出现出血倾向、细菌污染输血反应、传播疾病等。此外，大量输入库存血时，因血细胞破坏过多，钾离子含量增多，酸性增大，可引起高钾血症和酸中毒。

第四节　造血干细胞移植

一、造血干细胞移植概述

造血干细胞移植（HSCT）是经大剂量放化疗及其他免疫抑制药预处理，清除受者体内的肿瘤细胞、异常克隆细胞，阻断发病机制，然后把自体或异体造血干细胞输注给受体，通过在受者内定居、增殖分化，取代原有缺陷干细胞，使受者重建正常造血和免疫功能，从而达到治疗目的。

造血干细胞移植可根据造血干细胞的来源、免疫基因型、供受者的血缘关系进行分类。根据来源分为骨髓移植、外周血造血干细胞移植、脐带血移植；根据基因型分为自体造血干细胞移植、同基因造血干细胞移植、异基因造血干细胞移植；根据供受者的血缘关系分血缘性造血干细胞移植，非血缘性造血干细胞移植。

造血干细胞移植适应证主要为各种造血干细胞质和量异常所致的疾病，一般分为两大类，即肿瘤性疾病和非肿瘤性疾病。肿瘤性疾病包括：急性白血病、慢性髓性白血病、恶性淋巴瘤、多发性骨髓瘤、乳腺癌、神经母细胞瘤、肺小细胞癌、精囊肿瘤、卵巢癌、恶性黑色素瘤、横纹肌肉瘤、骨肉瘤、消化道肿瘤等对化疗、放射治疗敏感的肿瘤。非肿瘤性疾病包括：再生障碍性贫血、重症免疫缺陷病、遗传代谢障碍性疾病和系统性红斑狼疮等疾病。

随着造血干细胞移植技术的不断发展,移植的种类逐步增加,造血干细胞移植的另一个发展的新方向是基因治疗,先天性单基因缺损的疾病、糖尿病、高血压病、艾滋病、自身免疫病和恶性肿瘤等都可以用干细胞做宿主细胞进行基因治疗。总之,造血干细胞移植的适应证将大大地扩展,应用前景会更加广泛,为肿瘤治疗开辟了新的纪元。

二、全环境保护护理常规

全环境保护(TPE)包括空间环境保护及人体环境保护,全环境保护的装置是无菌层流洁净室,造血干细胞移植术的治疗需在无菌洁净室内完成。病房为百级层流病房,它能有效地控制外源性的感染。主要是通过高效过滤器清除>99.9%以上的直径>0.3μm 的尘埃和细菌,从而使空气中浮游的微生物控制在一定的范围内,使之达到基本无菌的程度,为患者创造基本无菌的生活空间,全环境保护是确保病房的无菌环境的关键。应做好以下护理工作。

1.层流洁净室使用前需由有关部门进行检测,建筑符合国家标准,检测验收合格后,方可使用。

2.空调净化系统运行维护由专业部门管理,建立检查登记本,定期巡视检查,保证空调的正常运行。

3.按要求更换过滤器,粗效过滤器1~2周清洗更换1次,中效过滤器每2个月内更换1次,高效过滤器4~5年更换1次,每年对高效过滤器进行检测。

4.医院感染控制部门每月进行检测,不定期地进行空气及表面细菌抽测,病区设有感染监测员,负责病区的环境质控,保证病区环境质量。

5.层流净化室环境需做好日常消毒管理工作,每天进行卫生清洁和消毒,以维持层流病房的洁净度。卫生洁具各室固定,擦布为消毒无菌巾,每天定时消毒或根据需要进行临时消毒处理。

6.病区洁污、出入室路线分明,避免交叉感染。

7.工作人员入室前需进行自身清洁整顿,按入室程序进入,无关人员不得入内,工作人员工作需着无菌工作服,每天更换1套,不得穿工作服离开病房,护理隔离病人采取保护性隔离措施。

8.控制人员出入,按病人数量及病情需要合理安排工作,集中治疗,避免过多人员频繁出入层流室,专人管理,严格限制无关人员入室。

9.室内物品相对固定,未经灭菌处理的室外物品不得送入,凡病人接触的物品及医疗护理器具、药品等,根据物品的性状与耐受性采取不同的灭菌方法;送入室内物品定位放置,不得随意取出或移位。

10.监测空调过滤净化系统的运行状态,患者住院期间不得间断。室内应相对密闭,保证室内空气始终处于正压状态,避免任何通道同时开启两扇门,以免造成气流紊乱或室外污染空气流入。

11.每天专人检查室内物品及环境清洁消毒情况,护理操作严格执行保护性隔离措施及护理规程。

三、造血干细胞移植术前护理常规

1.无菌层流病房的准备。患者入住前房间常规进行清洁消毒及空气检测,合格后方可收治病人。

2.层流病房室内物品准备。室内设施齐全,无菌床单位、消毒后的医疗器材,消毒后的病人的日常生活用具等备齐待用。

3.患者移植前准备。医护人员与患者及家属进行术前沟通,介绍移植的有关知识、无菌层流室的基本环境要求和规章制度,使患者做好心理准备,同时了解患者的经济状况等,取得患者及家属的配合。

4.评估病人的基本状况,意识、言语、表情、体位、四肢活动情况,有无消瘦、水肿,全身皮肤黏膜有无出血、破损及感染灶。

5.对病人进行各系统检查。原发病的状态、确定 HLA 配型相合程度、心肺功能、肝肾功能、糖代谢功能、生殖系统的检查、血液常规检查及其他科室会诊检查(如口腔科、耳鼻喉科、眼科、部分患者需要进行外科、妇科检查)。

6.皮肤准备。进入层流室前 1 日备皮、剪指（趾）甲、洗清洁浴。入室当日用 1:2000 氯己定药浴 20 分钟。药浴后以无菌毛巾擦拭,更换无菌病号服、拖鞋。

7.入室前 1 周需进无菌饮食,口服肠道不吸收抗生素,进行肠道消毒准备。

8.自体外周血造血干细胞移植患者,需进行自体外周血造血干细胞的采集并冻存。

四、干细胞采集及回输护理

（一）骨髓采集护理

骨髓采集为一次性采集,一般手术时间为 2～4 小时,采集为髂前、髂后上棘多位点穿刺,采髓量为有核细胞达到 $2\times10^8/kg$ 以上。采髓过程在硬膜外麻醉或全身麻醉下进行,采集的骨髓血用含有肝素的保养液保养,采集过程在手术室或层流病房进行。

【物品准备】

1.采髓包准备(带侧孔的采髓针 5 个,单孔采髓针 1 个,过滤针 5 个,换药碗 3 个,碗盘 1 个,胶皮接头 5 个,12 号针头 10 个,7 号针头 8 个,大方纱 20 块,治疗巾 4 块)。

2.盛髓瓶无菌包[500ml 空瓶及瓶塞数个(根据采髓量准备)]。

3.消毒无菌包(卵圆钳 2 把,巾钳 8 个,大纱球 10 个)。

4.其他:肝素 10 支,500ml 生理盐水 2 瓶,100ml 盐水 2 瓶,20ml 注射器 5 个,5ml 注射器 2 个。纱布包及纱球包 3 包,手术衣一包。

【护理】

1.采髓前根据情况预先备好自体血,以备输注。

2.采髓前 1 天晚患者进流食,保证充足睡眠,采髓当日晨禁食。

3.准备手术间,备齐用物,房间紫外线消毒 1 小时。

4.术前 30 分钟用药。建立一条静脉通路,根据情况留置导尿管。

5.协助摆体位,取俯卧位,显露术野,负责打开手术包。

6.负责采髓处、过滤处、检验细胞记录处的联系,及时传递骨髓及标本。

7.严格无菌操作,配制术中不同浓度的肝素药液置各小碗内。

8.术中严密监测体温、脉搏、呼吸、血压等生命体征变化,异常情况汇报。

(二)骨髓造血干细胞回输护理

1.回输前,准备好抗过敏药、鱼精蛋白、生理盐水,输液器去掉过滤网。开通两路静脉通道:一路用于输入生理盐水,以每小时 50ml 速度维持输液,为输注鱼精蛋白或其他药物做准备;另一路用于输入骨髓血。

2.回输过程中严格执行无菌操作规程,输液滴速应≥80 滴/分;回输前遵医嘱给予抗过敏药。

3.骨髓液多采用锁骨下静脉插管或颈外静脉插管进行输注,以确保输注的顺利进行。输注速度先慢后快,以免时间过长干细胞损失过多。一般要求在 30 分钟内输完 300ml 骨髓液。

4.遵医嘱注射适量的鱼精蛋白以中和混在骨髓液中的肝素。输注过程中应有专人守护,进行心电监护,严密观察反应,同时注意按骨髓血采集的先后顺序进行输入。

5.输注骨髓液时,需轻轻摇匀将骨髓液倒置悬挂 10~15 分钟后输注,使其中的脂肪颗粒上浮,以避免将其输入患者体内造成脂肪栓塞。

6.严密观察患者的反应,如有无皮疹、尿色、腰痛、胸闷、憋气等,一经出现及时通知医师,并遵医嘱给予对症处理。

7.输注前需备好急救器材及药物。

(三)外周血干细胞采集护理

外周血造血干细胞是通过血细胞分离机由静脉分多次采集而获得的。采集量为有核细胞达到$(5\sim6)\times10^8$/kg(病人体重),$CD_{34}^+>2\times10^6$/kg。自体外周血造血干细胞需在采集完毕后进行冷冻保存,而异基因外周血造血干细胞则可在采集完后立即回输。外周血造血干细胞需要分 1~3 天采集。

【检查（治疗）配合】

1.采集室准备，检查好血分离机，准备好床单位，房间消毒 1 小时。

2.协助平卧于床上，建立两条静脉通路（选侧肘部贵要静脉、正中静脉），接通血分离机管路，设定好机器参数。

3.密切观察各通路是否通畅及患者的反应，患者出现口唇、四肢麻木等低血钙时，立即给予静脉补充钙剂等对症处理。

4.采集完毕拔除后，穿刺处做好包扎固定，按压 10 分钟以上，防止出血。

5.协助陪同患者回病房，口服钙剂 1~2g，连服 2 天。

（四）外周血干细胞回输护理

1.回输前，准备好抗过敏药、生理盐水，输液器去掉过滤网。开通静脉通道输注。

2.输注时速度尽量快，以患者不出现心慌为标准，以免因在室温中放置过久，造成造血干细胞损失。

3.自体外周造血干细胞回输需将深低温冻存的造血干细胞从液氮取出后，置于 37.8~41℃水浴中迅速解冻，再快速输注给患者，异基因外周血造血干细胞回输为当天采集后立即回输，因采集时不用肝素抗凝血，所以回输时不用鱼精蛋白中和。

4.自体造血干细胞解冻后，因悬液中含有二甲基亚砜（DMSO），可引起病人恶心、呕吐、暂时性高血压，个别病人出现房室传导阻滞，可采用增加输液量的方法以保证尿量，同时碱化尿液以利于二甲基亚砜（DMSO）的迅速排出。

5.严密观察病情变化，给予心电监护。

6.输注前需备好急救器材及药物。

五、造血干细胞预处理期的护理

预处理是指在输注造血干细胞前，患者接受的 1 个疗程超大剂量放化疗或其他免疫抑制治疗。其目的:消除体内恶性细胞或骨髓中异常细胞群,抑制或摧毁体内的免疫活性细胞,从而使植入体内的造血干细胞不受排斥,为植入的干细胞准备必要的"空间"。预处理期间的一般护理常规为以下几个方面。

1.向患者讲解有关预处理的相关内容和知识,使患者做好心理准备。

2.按分级护理医嘱指导患者卧床休息或适当运动。

3.及时更换床单及休养服,其余时间根据污染情况随时更换,预处理出现病情变化的应准备好急救用品(氧气、吸痰器、急救车等)、根据病情实施特级护理。

4.测生命体征,每日测 3 次。如体温≥38℃,每日测 4 次,若体温≥39.0℃,每日测 6 次,并及时告知医师,以便对症处理。

5.复方鱼肝油滴鼻液滴鼻,预防鼻腔干燥出血。

6.讲解漱口液的作用及用法,督促患者多漱口,预防口腔溃疡感染。

7.协助患者每晚坐浴,预防肛周感染。若患者有痔,用药期间应严密观察排便情况,排便干燥及时应用润滑药或给予相应处理,若有腹泻,应加强肛周护理,预防感染。

8.向病人介绍药物根治肿瘤细胞的相关知识,并告知患者必须坚持服药,呕吐后及时补药的重要意义,督促患者按时服药。

9.患者预处理期的饮食应清淡、少渣、易消化和少刺激性,避免油腻、粗糙和带刺及凉拌食物,以免损伤口腔和消化道黏膜。如患者感觉恶心,可少量进食,注意少食多餐。如果有口服化疗药,进餐时间应与服药时间最少间隔 2 小时。细嚼慢咽,餐前餐后做好口腔护理。两餐之间可以吃些不易引起恶心的辅助食物,要细嚼慢咽,以免刺伤口腔黏膜。但禁止食用腌制或酱制食品等食物,以免引起肠道感染导致腹泻。所有饮食需进行消毒处理后方可使用。

10.记录每日体重、24 小时出入量及尿 pH。大剂量输液使病人的心脏负荷加重,可表现为心悸、气短,某些病人可出现急性左侧心力衰竭,应调整液体输入速度,并及时通知医师,遵医嘱常规使用保护心脏的药物,以及利尿药,必要时测量中心静脉压或给予心电监护。

11.嘱患者多饮、多排,同时给予强制性利尿,按时按量给予美司钠及碳酸氢钠注射液碱化尿液,观察尿量、尿液性质及色泽;留置导尿者,保证尿道口清洁,定期更换尿袋,防止逆行感染,必要时留取尿标本送检。

12.注意观察有无发热、腮腺肿大、烧灼感。大剂量的白消安(BU)可以透过血-脑屏障作用于中枢神经系统,诱发癫痫,应密切观察患者的生命体征和意识状态,注意有无眩晕、心悸、肢体麻木、抽动等先兆,仔细听取患者主诉,及早发现异常并及时通知医师给予相应处理,可控制癫痫发作,在癫痫发作时,应立即采取相应措施。

13.根据移植的种类及预处理方案用药时,做好中心静脉及输液管路的管理,制订输液方案,异体造血干细胞移植的患者需每天开通两条输液通路,患者输注 ATG 免疫抑制药时,需再次建立输液通路,同时做好管路的护理。

六、造血干细胞移植病人极期的护理

患者进入层流洁净室,经过预处理后,在 1 周左右白细胞及血小板显著下降,甚至降至"0"或接近"0",回输供者的骨髓血或外周血干细胞,尚未重建造血,这就是所谓的极期。在这一阶段,骨髓抑制,患者免疫力极度低下,容易发生严重的感染、出血等并发症。为了使患者平稳渡过这一时期,保证造血干细胞的顺利植入,应做好以下护理。

1.评估病人出现的症状和体征,做好症状护理。

2.常规进行五官护理,每日 4 次。

3.监测血常规、生化等的化验检查,了解病人的各项化验指标,根据病人的具体病情,有针对地制订护理计划。

4.每天记录 24 小时的出入量,测体重 1 次,测体温 3 次,发热病人按要求加测体温。

5.严格进行保护性隔离措施,严格执行无菌技术操作原则,注意先做无菌操作技术要求高的护理,如中心静脉导管的护理、伤口换药等,再做其他护理。

6.每日观察中心静脉导管及 PICC 导管穿刺部位皮肤变化、管路的输注情况,以防伤口感染及管路堵塞,每天重点交班,做好记录。

7.每天观察皮肤、黏膜的变化情况,加强卫生清洁护理,预防及减少皮肤、黏膜感染的发生。

8.进无菌饮食。饮食宜进高能量、高蛋白质、低脂肪、易消化食物,可少量多餐,对食欲差的患者,必要时给予静脉高营养支持治疗。

9.严密观察输液、输血反应,异常情况及时汇报医师给予对症处理。

10.正确留取及采集标本。

11.严密观察生命体征及病情变化,做好并发症的护理。

七、造血干细胞移植并发症护理

(一)出血性膀胱炎的护理

出血性膀胱炎(HC)是造血干细胞移植常见的并发症之一,临床表现可从无症状的镜下血尿伴程度不等的尿频、尿急、尿痛症状到威胁生命的尿路大出血。近年来,随着防治经验的不断积累,移植相关 HC 的发生率呈下降趋势,但 HC 发生后如进行性加重可导致肾衰竭,甚至危及患者的生命,造成移植失败,严重影响病人的生存率,因此 HC 的防治是造血干细胞移植的重点。

【常见病因】

造血干细胞移植 HC 的病因及发病机制比较复杂,明确的因素如下。

1.预处理方案的相关毒性反应　主要与环磷酰胺(CTX)、白消安(BU)药物的毒不良反应有关。CTX 广泛地应用于各种不同类型造血干细胞移植术的预处理方案中,其代谢产物丙烯酸与膀胱黏膜上皮组织结合,导致黏膜损伤;白消安无论口服还是静脉给药,都可直接对膀胱黏膜造成损伤,同时含有 CTX 和白消安的预处理方案使 HC 的发生率增高。

2.病毒感染　临床发现 BK 病毒、腺病毒、巨细胞病毒、JC 病毒等均可增加发生 HC 的危险,尤其是在移植后数周到数月间发生的迟发性 HC 多认为与这些病毒感染有关。

3.移植物抗宿主病(GVHD)　在异基因造血干细胞移植中,膀胱上皮细胞也可能是 GVHD 的靶细胞之一。GVHD 的发生加重上皮损伤,更易于 HC 的发生.

4.其他因素　HC 与患者的年龄、造血干细胞移植的类型等因素可能有关,临床中 9 岁以下儿童发生 HC 的机会较低,无关供者的 HLA 全合的脐血造血干细胞移植的 HC 的发生率明显增高。

【临床表现】

尿频、尿急、排尿困难和血尿,严重时伴有血块导致尿道阻塞,甚至引起急性肾衰竭。临床分型依据起病时间将 HC 分早发型和迟发型,早发型在预处理化疗开始后即可发生,迟发型在移植后 3～4 周及以后发生。

根据血尿程度分为 5 级。0 级:无血尿;Ⅰ级:镜下血尿,每高倍镜视野>50 个红细胞;Ⅱ级:肉眼血尿;Ⅲ级:肉眼血尿伴小血块;Ⅳ级:大量肉眼血尿伴血块,需采取措施清除血块,防止阻塞尿道。

【辅助检查】

1.尿液常规检查　镜下可见多少不等的红细胞,出现肉眼血尿,甚至血块。中段尿培养无细菌、真菌生长。

2.膀胱镜检查　毛细血管扩张,膀胱黏膜严重水肿,溃疡、出血和局灶性坏死,非典型的纤维增长也是 HC 的特征之一。

3.膀胱黏膜活检　黏膜间质水肿、出血、分叶核细胞浸润、上皮脱落、平滑肌坏死。

【预防及治疗原则】

预防为主,防治结合。

1.HC 的预防

(1)尿液检测:询问患者有无尿路刺激症状,仔细观察尿的颜色及尿的质量,定期检测尿常规,监测尿 pH,准确记录 24 小时出入量。

(2)大量补液:在应用 CTX 前 4 小时及应用后 48 小时之内更为重要,一般化疗预处理前 2 日开始,按 5000ml 给予输液量,24 小时均衡输入。

(3)强迫利尿:间断给予呋塞米,督促患者 1～2 小时排尿 1 次,保持尿量每小时>150ml,以免药物代谢产物在膀胱内潴留。

(4)碱化尿液:按时给予 5％碳酸氢钠 250ml 静脉滴注,每日 2 次,使尿 pH 稳定在 8 以上。

(5)药物解救:环磷酰胺预处理期间,常规静脉滴斗内给予美司钠进行药物解救,每日用量为环磷酰胺当日量的 1.2～1.6 倍,分别给药(与环磷酰胺同时应用 1 次及后 3 小时、6 小时、9 小时、14 小时各 1 次)。

2.HC 的治疗

(1)急性 HC 多表现为轻度的镜下或肉眼血尿,具有自限性,经补液、利尿、碱化尿液和应用美司钠等措施,大部分在几天内即可治愈。

(2)迟发型 HC 症状较重,治疗时间长,需采取综合的治疗措施:①补液、利尿和碱化尿液防止血尿在膀胱内停留时间长形成血块堵塞尿道;②必要时留置导尿,进行膀胱冲洗,严格无菌操作,保持局部清洁卫生,防止感染;③及时补充浓缩红细胞及血小板;④根据检验结果,给予抗病毒治疗;⑤其他治疗:膀胱灌注、栓塞、高压氧、手术治疗等。

【护理】

1.评估

(1)评估患者一般状况,包括既往健康状况,营养状况等。

(2)评估患者的输液量、饮水量及排尿情况,包括排尿的量、次数和性状,排尿的时间间隔。

(3)评估患者出入量是否平衡。

(4)评估患者的血常规数值,检测血红蛋白及血小板值。

(5)评估患者的焦虑程度及社会心理因素。

2.护理要点及措施

(1)密切观察并记录尿液的颜色、性质,尿 pH 及尿量,详细询问患者有无尿路刺激症状,注意有无 HC 发生。

(2)观察患者心率、心律、呼吸情况根据患者的心肺功能合理安排输液速度,24 小时均衡输入,严格记录出入量,避免循环负荷过重引起心力衰竭、肺水肿。

(3)使用美司钠药物解毒时按 0 小时、3 小时、6 小时、9 小时、14 小时准确给药。

(4)按照一定的时间间隔准确输注碳酸氢钠,充分碱化尿液,保护膀胱黏膜。

(5)鼓励病人多饮水,每天 2000～3000ml,促进膀胱内毒素排出。

(6)向患者讲解大量饮水和定时排尿的重要性,鼓励患者每小时排尿,尤其是夜间应督促患者及时排尿,避免药物在膀胱内停滞,每次排尿后记录尿量及晨起测量尿 pH。

(7)对腺病毒感染所致 HC,应加强消毒隔离措施,按传染病护理措施,尽量做到专人护理,如需护理其他病人,应先护理非出血性膀胱炎患者,再护理出血性膀胱炎患者。

(8)留置尿管的患者,应做好尿管护理,保持外阴清洁,避免逆行感染,保持尿管通畅;膀胱冲洗要掌握冲洗量及冲洗速度,密切观察,严格执行无菌技术操作。

(9)护士应多巡视,做好病人的沟通,及时了解病人的病情及心理状态,做好饮食指导及心理健康指导。

(二)肝窦阻塞综合征的护理

肝窦阻塞综合征(SOS)是造血干细胞移植后一种严重的肝并发症,由于大剂量放疗、化疗,使肝内小静脉阻塞,肝小叶中心及窦状隙肝细胞损伤,或发生不同程度的坏死,引起黄疸、腹水等。由于诊断标准和治疗方案的不统一,SOS 的发生率及严重程度因移植中心的不同而有显著的差异,发病率 $10\%\sim60\%$,病死率最高 67%。SOS 根据病情发展可分为急性、亚急性和慢性三种类型。

【常见病因】

重症 SOS 的患者的肝组织学改变为肝终末小静脉及小叶下静脉同心圆形增生,纤维化阻塞狭窄,小叶中心窦状隙纤维化伴有 III 区肝细胞坏死。发生机制尚未完全清楚,可能与预处理所致的血管内皮细胞损伤、细胞因子激活、凝血机制的改变及细胞的其他变化有关。

1.肝血管内皮细胞损伤　肝小静脉及窦状隙内皮的损伤认为是 SOS 发病机制中最早的变化之一。

2.凝血机制的变化　部分 SOS 患者预处理前存在出、凝血异常,比如蛋白 C 及因子 VII 水平低于未发生 SOS 者,蛋白 C 及因子 VII 在预处理后持续下降,不同的预处理方案、移植类型之间有差异。

3.细胞因子的变化　研究发现 SOS 过程中很多细胞因子有变化,其中 TNF-α 最显著。预处理、感染、照射、缺氧引起巨噬细胞及其他网状内皮细胞产生 TNF-α、IL-1 及其他细胞因子,TNF-α 引起毛细血管通透性增加,这是严重 SOS 患者多器官衰竭的一个突出特征,TNF-α 也引起出血坏死,对内皮细胞有直接毒性作用。

【临床表现】

1.不明原因的体重增加。

2.黄疸,高胆红素血症。

3.肝大、触痛。

4.腹水,非心源性体重增加 $>5\%$。

【辅助检查】

1.超声及 CT 影像检查。可有腹水、肝大,晚期患者可出现肝静脉狭窄、门静脉血流改变。

2.肝活检。

3.出、凝血检查。部分患者预处理前蛋白 C 及因子 VII 水平降低,在预处理后 AT III、蛋白 C 及因子 VII 持续下降,蛋白 C 水平降低,纤维蛋白原水平升高。

4.黄疸、血清总胆红素在 $34.2\mu mol/L(2mg/dl)$ 以上；血小板不升，肝功能异常，GPT 升高，碱性磷酸酶升高，凝血酶原时间、凝血时间明显延长。

【预防及治疗原则】

1.预防

(1)应选择合适的预处理方案，选择适当的肝区照射剂量，采用分次全身照射。

(2)避免使用对肝有损伤的药物，保肝治疗。

(3)前列腺素 E1(PGE1)是一种血管舒张药，能抑制血小板聚集及激活血栓溶解，可以扩张血管，改善肝小静脉及血窦的血流。

(4)熊去氧胆酸：预防性治疗可降低 SOS 的发生率，患者对熊去氧胆酸耐受性较好。

(5)右旋糖酐-40 联合应用复方丹参药物应用。

(6)己酮可可碱：是合成的甲基黄嘌呤，它能抑制 TNF-α 转导。能明显降低骨髓移植后黏膜炎、肾功能不全、SOS 的发生率。

2.治疗原则

(1)限制钠盐食入，控制液体和钠的输入，改善微循环，如输注右旋糖酐-40。

(2)使用抗凝药。肝素是预防药物中最常用药物，如用小剂量肝素等。

(3)使用利尿药，如螺内酯、呋塞米(速尿)等。改变肾血液，输注红细胞、胶体液和人血白蛋白。

(4)重组的人组织纤溶酶原激活物治疗。

(5)外科治疗：肝内门静脉分流术能够明显地降低门静脉压力梯度，改善一些患者的腹水、肾的排泄和凝血参数，对于严重型 SOS 进行肝移植治疗。

【护理】

1.护理评估

(1)评估患者的一般状况,是否有肝炎史。

(2)评估患者的体重和饮食情况。

(3)评估患者的症状及体征。

(4)评估患者的生化指标。

(5)评估患者皮肤状况,用手按压胫骨、踝骨、足背和骶骨,观察有无水肿及程度,每天测量腹围及体重,并进行比较和记录。

(6)监测血清电解质、尿渗透压和尿比重。

(7)评估患者的心理、社会因素。

2.护理要点及措施

(1)观察病人的生命体征、神志及黄疸的变化。

(2)定期监测肝功能、肾功能和电解质的变化。

(3)饮食:鼓励进食,以防水、电解质失衡及营养缺乏,对血氨偏高或有脑病的患者应限制蛋白质入量或禁食蛋白质。

(4)每日清晨在早餐前定时测量体重和腹围,准确记录24小时出入量。

(5)卧床休息,减轻肝代谢方面的负担。

(6)腹水患者协助患者采取舒适卧位,平卧位时有呼吸困难者可半坐卧位,以使膈肌下降,增加肺活量,较少肺淤血,有利于呼吸。限制钠盐的摄入,控制输液量和输液速度。

(7)皮肤护理:保持皮肤清洁卫生,防止皮肤擦伤、破裂,加强预防感染。对压疮好发部位进行按摩,防止受压而使皮肤受损。

(8)腹水的护理:腹腔穿刺,一次抽腹水不宜超过3000ml,术中、术后要密切观察病情变化。

(9)使用抗凝药物的护理:使用抗凝血药每日检查凝血功能,严密监测出血倾向,观察皮肤有无出血点、大小便及各种排便物的颜色。

(10)查体和技术操作动作要轻柔,应尽量避免肌内、皮下注射;静脉穿刺尽量缩短结扎止血带时间,各种治疗穿刺后局部要压迫包扎。

(11)对 SOS 伴脑病的病人,应监测血氨值,加用床档,防止坠床。

(12)遵医嘱给予利尿药,减少腹水,维持适宜的肾灌注。

(13)与病人多沟通,加强心理护理,减轻病人焦虑情绪。

(三)急性移植物抗宿主病的护理

移植物抗宿主病(GVHD)是由于造血干细胞移植后,供受体之间,存在着免疫遗传学差异,植入的免疫活性细胞被受体抗原致敏而增殖分化,直接或间接地攻击受体细胞的一种全身性疾病,是异基因 HSCT 的主要并发症和造成死亡的一个重要原因,是异基因 HSCT 后一种免疫反应异常影响到多器官的全身性并发症。一般认为,在移植后 100 天以内发生的 GVHD 称为急性移植物抗宿主病(aGVHD),100 天以后发生的 GVHD 称为慢性移植物抗宿主病(cGVHD),但 cGVHD 亦可发生在 100 天以内。近些年来报道,在减低预处理剂量骨髓移植后数月或数年可出现迟发性急性 GVHD,故急、慢性移植物抗宿主病不能绝对用时间来区分。在移植后 10 天内发生的 aGVHD 又称超急性 GVHD 或暴发性 GVHD,病死率极高。以 HLA 完全相合的同胞兄弟姐妹为供者的 Allo-HSCT 中 Ⅱ～Ⅳ度 aGVHD 的发生率为 30%～45%,供受者 HLA 不完全相合或非血缘无关供者的 Allo-HSCT 的 GVHD 发生率更高。

【病因及发病机制】

1.骨髓移植的预处理包括放射治疗,及化学药物治疗造成受者组织的上皮细胞严重损伤、感染等因素也造成患者组织的损伤,这些因素使输入的供者 T 细胞,特别是供受者 HLA 不完全相合者,促使受者的细胞产生许多细胞因子。

2.急性移植物抗宿主病发病的第二阶段是使供者的 T 淋巴细胞激活,也在受者的抗原呈递细胞参与下产生许多种细胞因子,加强了 T 细胞的增殖作用,造成了细胞毒性淋巴细胞(CTL)和自然杀伤细胞的反应,进而促使单核巨噬细胞产生 TNF-α 及 IL-1,这些炎症细胞因子进而又刺激产生许多炎性化学因子,使此类效应细胞攻击靶器官。

3.在 NK 细胞及细胞毒性淋巴细胞(CTL)等的作用下而形成了细胞因子风暴,此类细胞因子的突然大量出现,产生了细胞因子风暴而表现为急性移植物抗宿主病。也可以认为是 HLA 的不合、化疗及骨髓移植的预处理造成细胞因子的大量出现,引发急性移植物抗宿主病。

【临床表现】

1.皮肤　为最先出现,可表现为手掌、脚心发红、充血。皮疹多由耳后开始,为斑丘疹,可以侵及前后胸及腹部皮肤,皮疹亦可扩散或融合成片,严重者皮肤显著充血,类似日光灼伤性皮炎样改变,亦可有皮肤剥脱、坏死及水疱形成。最严重者可发生皮肤广泛性大疱表皮松解坏死、也有少部分患者皮疹很少,皮疹面积很小,无需治疗自行消退。

2.胃肠道　肠道 aGVHD 多发生在皮肤 aGVHD 之后,也可发生皮肤 aGVHD 之前,其主要表现是腹痛、腹泻,一般为褐绿色水样便,严重时为腹部绞痛及血水样便,可造成大量的体液丢失,肠道 aGVHD 的严重程度常以每日排便液量及有无血粪来衡量。轻度的上胃肠道 aGVHD,只表现为食欲缺乏及恶心等。

3.肝　aGVHD 的肝表现常为淤胆改变,可以表现为黄疸,生化指标,转氨酶、碱性磷酸酶、胆红素、乳酸脱氢酶含量有不同程度增高。

4.aGVHD 的其他表现　aGVHD 是免疫反应的全身表现,可以有全身系统的表现,发热可发生在严重 aGVHD 的早期,应与感染相鉴别肺部。心脏、心包、血管的受侵,体重下降等均可为 aGVHD 的表现,但尚有争议。重度 aGVHD 亦可影响造血系统,发生贫血、血小板减少及白细胞降低等。

【辅助检查】

1.皮肤　根据 aGVHD 症状分级中的皮肤分级,评估皮肤损坏程度。

2.肠道　根据 aGVHD 症状分级中的肠道腹泻量分级,评估肠道损害程度。

3.肝损害　转氨酶、碱性磷酸酶、胆红素、乳酸脱氢酶含量有不同程度增高。

【预防和治疗原则】

1.预防原则

(1)选择合适的供髓者：HLA 相配的亲缘供者、男性供者、年轻的供者、CMV 抗体阴性的供者。

(2)应用免疫抑制药：常用的有环孢霉素(CsA)、甲氨蝶呤(MTX)、环磷酰胺(CTX)，应用肾上腺皮质类激素，静脉应用大剂量免疫球蛋白，抗胸腺细胞球蛋白(ATG)。应用白介素(IL-2)受体拮抗药、CD25单克隆抗体、T 细胞清除术及近些年来应用的较新的免疫抑制药如(FK506)、骁悉(MMF)、甲泼尼龙、西罗莫司等。

2.治疗原则

(1)一线治疗：甲泼尼龙(MP)常是 aGVHD 的首选治疗，常用的剂量是每日 2mg/kg。如治疗失败(指治疗 3 天后病情仍进展、治疗 7 天后病情无改变、治疗 14 天后病情未完全消退)则应进行二线治疗。

(2)二线治疗

①调整免疫治疗药：改或加用西罗莫司、霉酚酸酯，其中他克莫司对肠道急性移植物抗宿主病的治疗有时效果较好。

②加大甲泼尼龙的剂量：每日达到 5～20mg/kg。

③各种单克隆抗体对肾上腺皮质激素耐药性 aGVHD 可能有效，常用的有抗 OKT3 单抗、infliximab 单抗[系一种人(鼠)杂合单抗，抗肿瘤坏死因子 α]、Daclizumab(抗人白介素-2 受体的单抗)、CD25。

④抗胸腺细胞球蛋白(ATG)：ATG 对肾上腺皮质激素耐药的急性移植物抗宿主病有一定的疗效，特别是对肠道急性移植物抗宿主病的治疗有较好的疗效。

【护理】

1.护理评估

(1)评估健康史：既往输血史，各种病毒检测的情况；供者输血史，女性供者生产史;病人有无感染灶;预处理方案及所有药物剂量;病人年龄及一般情况;心理因素及环境因素。

(2)每班评估皮肤的一般情况,注意颜色、湿度、温度、特征的改变。

(3)每班观察皮肤易受损部位,如骨突处、皮肤皱褶处(腋下、乳房皱褶处及臀部、会阴、腹股沟)。

(4)评估病人是否存在导致移植物抗宿主病的危险因素,如年龄、全身照射、接受异性和人类白细胞抗原不同的供者骨髓或外周血干细胞。

(5)评估病人是否有急性皮肤移植物抗宿主病的症状

(6)评估有无腹痛、痉挛、里急后重感及水样粪便和肠鸣音亢进。

(7)评估记录粪便次数、颜色、性状和量。

(8)评估是否有肝功能障碍的症状,如肝大、右侧季肋部胀痛、腹水、黄疸、茶色尿、呼吸缓慢或表浅、呼吸困难、意识模糊、嗜睡和疲乏。

(9)监测生化指标及肝功能损害的阳性结果。

(10)监测病人体重变化。

(11)评估是否有静脉阻塞性疾病的危险因素,如年龄<15岁、移植前肝功能异常、化疗药物的毒性作用、二次移植等。

(12)评估病人进入移植室前对移植的认知程度及移植后对出现并发症所表现的心理因素。

(13)评估家属对病人的关心程度及治疗态度。

(14)评估病人心理状态,如焦虑、恐惧、战胜疾病的信心。

(15)评估家庭经济状况。

2.护理要点及措施

(1)根据患者情况,实施保护性隔离措施,严格无菌操作。

(2)严密观察生命体征,注意皮肤、肝、胃肠道及口腔受损及变化情况。

(3)观察皮疹颜色和皮疹出现的部位、时间、面积。

(4)皮肤瘙痒不适时,叮嘱病人不要抓破皮肤以免造成感染,并保护好原有及新生的皮肤。皮肤剥脱时,不要用手撕拉皮肤,应用无菌剪刀剪去脱落、坏死的皮肤。皮肤水疱处,用无菌注射器抽吸疱内液体,并用碘伏棉签涂抹。皮肤破溃有渗液时用溃疡粉涂敷保持干燥,皮肤破溃处给予纳米银敷料覆盖,使用前,将银离子敷料浸湿于灭菌注射用水再覆盖于患处,用纱布绷带固定。

(5)使用透气脱敏胶布,以预防皮肤过敏。换药时不要撕扯敷于患处的原敷料,如敷料有卷边、翘起,需用无菌剪刀修剪;未有卷边、翘起的原敷料不动,直接在上方继续敷银离子敷料。

(6)提供清洁、舒适的环境,及时清理床铺上剥脱的皮屑,更换床单,尽量使病人舒适。

(7)使用床架支起盖被,减少被服与皮肤的摩擦,病人应穿柔软棉制衣物。用防止压疮的气垫床,使病人保持舒适体位。

(8)每班观察皮肤情况,详细记录皮肤创面的面积及愈合情况。必要时为病人用消毒温盐水或温开水擦浴。

(9)在专家指导下选用适合的油膏、软膏保护破损的皮肤。观察全身皮肤、巩膜黄染的程度,监测血转氨酶、胆红素指标。

(10)输注对肝有损害的药物时,速度不宜过快,不能低于 2 小时。

(11)观察并准确记录腹痛性质、腹泻次数及粪便的性状、量和颜色,遵医嘱留取粪便标本,水样粪便做隐血检查。每次腹泻后用温开水冲洗肛周,保持肛周皮肤清洁,并注意保暖。

(12)加强饮食管理,对所进食物进行高温消毒,并根据病情轻重给予流食或禁食,遵医嘱给予肠外营养,并遵医嘱调整输注速度,保护病人心功能。

(13)加强口腔护理,指导患者使用碳酸氢钠、呋喃西林、亚叶酸钙等漱口液交替多次漱口。

(14)密切监测应用免疫抑制药的毒性及不良及血药浓度,根据医嘱调节液体滴速,保证液体均匀及时输入。

(15)加强心理疏导,帮助患者减轻心理负担。

(四)间质性肺炎的护理

间质性肺炎(IP)为非细菌性、非真菌性肺部炎症,病理上主要包括单个核细胞的肺间质浸润和液体潴留,肺泡空间相对减少。间质性肺炎常发生于造血干细胞移植后 1 周～2 年内,常见于 8～10 周,可分为感染性与原发性两种。感染性 IP 主要由 CMV 引起,原发性 IP 主要致病因素为移植预处理的放疗和化疗、移植后免疫抑制药对肺组织的毒性损伤。

【常见病因】

1.感染因素　巨细胞病毒(CMV)感染占 40%～50%,尚有单纯疱疹病毒、腺病毒等。其他病原体感染,如卡氏肺囊虫等。

2.放射线照射　全身照射总剂量和剂量率偏大,肺吸收剂量在 8Gy 以上时,IP 的发生率明显增高。

3.GVHD　一般认为在 HSCT 的患者发生 GVHD 后,可使感染增多,提高了间质性肺炎的发病率。

4.其他因素　如原患疾病、移植类型、免疫抑制剂治疗、年龄偏大、女性供体、未用复方新诺明预防。

【临床表现】

异基因造血干细胞移植后 IP 在移植后 7～10 周发生,约 90% 的病例发生在移植后 6 个月,部分患者先有发热,早期无咳嗽或仅轻度咳嗽,部分患者突发咳嗽多为干咳、无痰,逐步发展为胸闷、憋气、呼吸急促,进而出现进行性呼吸困难、发绀,偶有胸痛。

【辅助检查】

1.胸部 X 线检查　为典型的两肺弥漫性病变,肺部透明度下降,呈云雾状改变,有时呈小结节样改变。

2.肺功能检查　提示为限制性呼吸功能障碍;血气分析显示血氧分压、氧饱和度明显下降。

3.纤维支气管镜及肺泡灌洗液检查　可明确病因,肺活检显示病变累及肺间质,间质内尤其是血管周围单核细胞,巨噬细胞大量浸润,肺泡腔往往无渗血或实变。

【预防及治疗原则】

IP 的预防首先是注意全身照射的剂量率不宜过高,控制肺部受照射剂量(＜8Gy),其次 GVHD 的预防不宜长期用甲氨蝶呤,用复方新诺明能有效预防肺卡氏囊虫引起 IP,无环鸟苷能预防单纯疱疹引起的 IP。

CMV-IP 的预防策略有两种:一种是预防 CMV 感染,以降低CMV-IP 发生率;另一种是通过检测手段,及早发现 CMV-IP 高危人群,早期给予预防性治疗。

1.CMV 感染的预防　避免患者接触或暴露于 CMV 病毒,这是预防 CMV-IP 最好方法。对于移植前血清 CMV 抗体阴性的患者,应输注 CMV 血清抗体阴性的血或血制品,或应用白细胞过滤器输注去除白细胞。

静脉注射免疫球蛋白(IV-Ig)或 CMV 高效免疫球蛋白(CMV-Ig),可以预防 CMV 的再激活。

抗 CMV 药物目前发现对 CMV 有抑制作用的药物主要有 3 种,即大剂量无环鸟苷、丙氧鸟苷、磷甲酸钠。

2.早期预防性治疗　对于 CMV 抗原血症者、体液中检测出(尤其是血及肺中)CMV-DNA 者、CMV 特异性细胞毒性 T 淋巴细胞活性低下者给予丙氧鸟苷或膦钾酸钠与免疫球蛋白联合早期预防性治疗,能够明显降低 CMV-IP 的发生率。

3.治疗　CMV-IP 一旦发病,病死率高达 90％。联用丙氧鸟苷或膦钾酸钠与免疫球蛋白,尤其是 CMV 高效免疫球蛋白对部分患者有效。除病因治疗外,采取吸气末正压给氧辅助通气,以纠正缺氧等对症治疗也十分重要。对于卡氏肺囊虫引起的 IP,则采用复方新诺明治疗,每日 2 次。CMV 以外其他病毒引起者可用无环鸟苷或用丙氧鸟苷及膦钾酸钠治疗,通常都应连用免疫球蛋白。对特发性者主要采用大剂量皮质激素及吸氧等对症治疗。

【护理】

1.护理评估

(1)评估患者健康状况,既往肺部体征,有无感染灶,呼吸功能是否正常。

(2)评估患者预处理阶段是否进行放射治疗。

(3)评估患者的症状及体征,如发热、干咳、胸闷、憋气、呼吸急促、进行性呼吸困难、发绀等呼吸道症状。

(4)评估 GVHD 和巨细胞病毒感染的危险因素,如异基因骨髓移植(尤其是配型不同异基因骨髓移植),血清、尿中 CMV 呈阳性。

(5)评估病人的呼吸情况:记录性质、频率、形态、深度,有无鼻翼扇动、呼吸困难、三凹征、端坐呼吸等。

(6)评估患者检验指标。

(7)评估痰液性状、颜色、黏稠度。

(8)评估体位改变对患者缺氧的影响情况。

(9)评估病人心理、精神因素。

2.护理要点及措施

(1)室温温度适宜,不可太低,以防感冒。

(2)病情观察:观察患者生命体征、神志及发绀、呼吸困难、咳嗽的变化,给予其舒适体位。

(3)观察患者的咳嗽的时间、频率、憋气情况,必要时做动脉血气。根据患者的血气分析,调节氧浓度及氧流量,根据情况给予鼻导管或面罩吸氧。

(4)病情允许时,指导病人活动,鼓励病人下床活动,以增加肺活量,并制定休息时间表,避免过度劳累。

(5)指导病人进行正确的深呼吸,实施有效咳嗽,协助病人定时翻身,为病人拍背排痰,痰液较多且黏稠不易咳出时,遵医嘱给予高流量药氧吸入治疗。

(6)给予充足的水分保证呼吸道黏膜的湿润与黏膜变化的修复。

(7)心理疏导:减轻病人烦躁,减少耗氧量;集中进行治疗与护理,保证充足的时间休息。

八、造血干细胞移植患者健康教育

患者经移植成功以后,其造血系统刚刚建立,免疫功能比较低下,有可能出现各种并发症,为了改善患者的生活质量,出院后特别需要加强自我观察和自我护理。

1.居住环境　出院后应准备单人房间,通风、光线充足,并在病人入住前进行清洁打扫,保持室内空气新鲜,每日早晚开窗通风各 30 分钟,所有被褥每周阳光照射 1 次,每面晒 60 分钟,勤换衣服。有条件的可购买紫外线机消毒房间,每日消毒 30～60 分钟。减少家庭聚会,不养宠物,避免细菌繁殖。

2.营养支持　患者在接受造血干细胞移植过程中,能量消耗较大,大部分患者都存在一定程度的营养不良、体质下降,故要补充营养,严禁暴饮、暴食和饮酒,不吃变质食品、剩菜剩饭,少吃腌制及烧烤食品。可进高热量、高蛋白质、高维生素饮食,以清淡半流质或面食为主,如排骨汤、鸡汤、鱼汤等(此类饮食易消化),再加以蔬菜、水果等。

3.适当锻炼　移植后患者不但免疫力低下,而且大部分患者双下肢肌肉略有萎缩,因此应先室内后室外、循序渐进地增加活动量,以恢复体力,增强抵抗力。调整好心态,保持轻松、愉快的心情,保证充足的睡眠,养成规律的生活方式。

4.预防感染　注意卫生,尽量不吃生冷食物;移植后 1 年内、外周血白细胞计数低于正常或天气变化时,减少外出活动、少去公共场所,接触外界人群时要戴口罩,注意保暖,以免感冒或感染其他传染病。

5.按时复查　为了随时掌握自己的病情,做到心中有数,应遵医嘱定期到医院复查。复查项目为:血常规、生化全套、环孢素浓度及巨细胞病毒抗原检测、骨髓常规、融合基因、染色体常规、胸部 X 线片、心电图、内分泌等有关项目。如有不适(如皮疹、感冒、发热、腹泻),及时来门诊检查,必须在医师指导下进行治疗。移植后 6 个月、1 年、2 年回移植医院进行全面复查,听取医师意见。

第七章　仪器使用技术

第一节　单人层流床的使用

【目的】

1.是经过初效过滤装置的病房空气,通过风机加压,依次通过中效和高效过滤装置后由送风板导流,以"层流"形式向下移动,将室内空气从上至下排出室外,从而使室内达到"百级"洁净标准。

2.用于急性白血病、急性再生障碍性贫血、肿瘤放化疗病人。

3.为重度烧伤、气管切开、剥脱性皮炎、早产婴儿、各种大型手术后的免疫功能低下及各种易感染病人提供"层流百级"的洁净环境。

【用物】

单人层流床(TKBC-20),经过消毒灭菌的棉织品1套(棉被、棉褥、枕芯、大单、被套、枕套等)。

【操作步骤】

1.首先确认病房内使用该设备的电源插座,应带有良好保护接地装置的单项三线220V并有稳压措施的隔离变压器、设备各开关均处正确关闭状态后,接通隔离变压器,再用电源线将机箱与隔离变压器插座牢固连接。

2.按下电源总开关键,接通电源。

3.启动风机,先启动任一组风机的运行启动键,此时风机处于送风状态。另一组风机的启动程序相同,且间隔时间不得少于60s。

4.铺备用床。

5.根据临床需要选择送风强度,或使用紫外线灭菌灯、日光灯。

6.机器在运行过程中,环境温度范围在 25℃±5℃,相对湿度范围≤70％RH。

7.关机:关机时先依次关闭风机(一、二组风机的停止键)、照明灯、紫外线灯后,再关闭电源总开关,并将隔离变压器与外接电源分离。

【注意事项】

1.正式使用前和每次更换病人前,应对层流床及整个使用环境进行彻底的清洁与消毒。然后,打开风机(自净状态)24h,病人方可入住。

2.开机和关机要按先后顺序进行,切勿倒置。

3.使用过程中,应定期(1 个月)将粗效过滤材料更换清洗。更换病人时应先更换过滤材料。

4.中效、高效过滤装置应在使用 2～3 年后更换,不定期更换将影响整机的洁净度。

5.嘱人住病人,活动时不要触及紫外线灯和日光灯管。

6.应注意定期对层流床内的技术指标进行测试。

7.本设备应有专人负责操作,使用中如有故障,及时与厂家联系。

第二节　输液泵的使用

【目的】

1.增加输液的准确性及用药的安全性,避免因输液速度过快或过慢影响治疗效果或造成危险。

2.输液速度准确,确保药物在人体内血药浓度的稳定及药物疗效的发挥。

【用物】

输液泵,输液车,治疗盘(碘酒、酒精、棉签、胶布、止血带、治疗巾、输液器),配制好的药液,输液卡片等。

【操作步骤】

1.根据医嘱及病情需要执行输液及使用输液泵。

2.将用物携至病人床前,认真进行查对,并做好解释工作。

3.输液泵的准备

(1)将输液泵固定在输液架上。

(2)接通电源,打开电源开关。

(3)设定流速,按↑↓键设定每一位数字(ML/H)。

(4)安装输液管道:开门→将流量抑制器压向左下方,将输液管向下安装于槽内→关门。

(5)打开输液夹,液体不滴为宜,表示安装好输液管,按"PRIME"(最高流速键/排空气泡键)排气,确认输液管中无气泡。行静脉穿刺术,确认在血管内。

(6)按"INFUSE"键,开始输液。

【注意事项】

1.操作者应接受过专门指导或详细阅读操作手册。

2.遵医嘱设定流速和流量。

3.使用专用输液器并正确安装。

4.在改变流量、流速、排气泡、快速推进,必须先按"INFUSE/STANDBY"键停止输注。按开关大约1s,可关闭机器。其他时间即使拔下电源,因内部电池器作用,仪器也不会停止。

5.注意仪器保养,防热、防潮湿、防压、防震、防倾斜。保持仪器清洁。

6.输液过程中,除依靠设备报警外,还要随时监测。

7.如有报警,及时找出原因并进行处理:"AIR IN LINE"为有气泡或液体输完;"OCCLUSION"为液路阻塞;"DOOROPEN"为门未关紧;"EMPTY"为设定的输入量完成;"LOW BATT"为内设电池电量耗尽。

第三节　微量注射泵的使用

【目的】

1.在危重病房及心血管监护病房作心血管功能药物的连续微量注射。

2.流速稳定且用液量少,定时精度高,用于需严格控制液量及速度的药物注射。

【用物】

输液车,微量泵,治疗盘(碘酒、酒精、棉签、胶布、止血带、治疗巾),注射器(20ml 或 50ml),头皮针,微量泵延长管,配制好的药液,注射卡片等。

【操作步骤】

1.根据医嘱及病情需要使用微量注射泵。

2.将用物携至病人床前,认真进行查对,并做好解释工作。

3.微量泵的准备

(1)将微量泵固定在适当位置,或放在床头桌上。

(2)接通电源,打开开关。

(3)将注射器抽满药液连上延长管、头皮针,将排去空气的注射器放入注射器座中,注射器圈边必须卡入注射器座与档片之间;捏紧推头与摇板,移动推头至注射器推杆尾部,将注射器推片卡人推头槽中。

(4)设置所需输注速度,按↑↓键(ML/H)(设置只能在停机 STOP 状态下进行,开机 START 后调速键全部锁定)。

(5)进一步排气。在停止键(STOP)状态下,连续按两下快进键(FAST),第二次按住不放,排尽空气。

(6)进行静脉穿刺,穿刺成功后再按启动键(START)即开始输注。

【注意事项】

1.操作者应接受过专门指导或详细阅读操作手册。

2.遵医嘱设定流速和流量。

3.使用专用注射器并正确安装。

4.注意仪器保养,防热、防潮湿、防压、防震、防倾斜。保持仪器清洁。

5.输液过程中,除依靠设备报警外,还要随时监测。

6.如有报警,及时找出原因并进行处理:"NEARLY EMPTY"为残留提示;"EMPTY"为注射完毕;"OCCLUSION"为液路阻塞。

7.快速推注:为提高安全性,快速推注在"STOP"状态下进行,有两种情况:

(1)输出量不计入总输出量—STOP 状态下,1s 内连续按两下快进键(FAST),且第 2 次按住不放,这时如使用 50ml 注射器,快进速率为 200ml/h,这一速率会在 LED 显示器上显示出来,如使用 20ml 注射器,快速进率为 160ml/h。

(2)输出量要计入总量—STOP 状态下,同时按快进键(FAST)和总量查寻键(∑),这时 LED 显示器动态累计泵输出量。

第四节　呼吸机的使用

【目的】

1.提高肺通气量,改善肺泡气体交换。

2.预防呼吸衰竭的发生或加重。

3.心肺复苏。

4.用于严重的急慢性呼吸衰竭,中枢神经系统或呼吸肌疾患所致的严重通气不足。

【用物】

1.用品　备好清洁、功能完好的呼吸机,管道及供氧设备,蒸馏水,气道湿化液,多功能接线板。

2.药品　急救药品。

【操作步骤】

1.向意识清醒病人解释用呼吸机的重要意义,以取得病人的配合。

2.连接各部零件,接减压表于氧气筒上,雾化罐中装入一定量雾化液,连接螺纹管、电源线及高压橡胶管,接模拟肺。

3.打开电源,按病情需要和医生的要求设置好通气参数。一般调节通气量在 8000～15000ml/min,潮气量 400～800ml,呼吸频率为 12～18 次/min,减压表为 1.5～2kg/cm^2。

4.机器送气后,将呼吸器与病人气道连接。气囊充气 4～6ml,以密闭气管间隙。吸呼时间比一般为 1：1.5～1：1.2。只有在病人恢复自主呼吸与呼吸器同步时才能调节。

【注意事项】

1.记录气管插管的位置,观察两侧呼吸运动的对称性;听诊两侧呼吸音性质,以防误入支气管。

2.分析并解除呼吸机报警的原因,高压报警:气道压力增加、咳嗽、痰液过多或黏稠阻塞气道、输入气体管道扭曲或受压等;低压报警:多与气体管道衔接不紧、气囊漏气或充盈不足有关。

3.加强气道的蒸汽加温湿化、药物雾化,以避免痰痂堵塞管道。吸入气的温度需维持在 35～37℃,不可超过 40℃。

4.避免长时间给予高浓度氧,氧浓度一般为 30％～50％,吸入氧气＞80％,超过 48h,或＞60％,超过 3d,即可引起氧中毒。

5.注意气道并发症,人工气道堵塞、气管导管脱出、气管黏膜出血、肺不张、呼吸系统感染。

参 考 文 献

1.朱霞明,童淑萍.血液系统疾病护理实践手册(实用专科护理培训用书).北京:清华大学出版社,2016

2.朱霞明,刘明红,葛永芹.国内名院、名科、知名专家临床护理实践与思维系列丛书·血液科临床护理思维与实践.北京:人民卫生出版社,2016

3.丁淑贞,郝春燕.血液科临床护理一本通.北京:中国协和医科大学出版社,2016

4.王瑞静,马春霞,秦莹.血液系统疾病护理血液疾病专科护理人员必备书.河南:河南科学技术出版社,2017

5.黄晓军.血液内科诊疗常规(临床医疗护理常规).北京:中国医药科技出版社,2012

6.高大莲,胡慧.内科护理学.武汉:武汉大学出版社,2013

7.皮红英.内科疾病护理指南.北京:人民军医出版社,2016

8.陈文明,黄晓军.血液病学.北京:科学出版社,2017

9.郭爱茹,饶莉,徐琪,李雅鹃,杨秀兰.血液系统疾病患者医院感染的临床护理研究.中华医院感染学杂志,2016,26(04):810-811+814

10.钟建玲.血液科临床护理带教体会.中国医学创新,2010,7(21):107-108

11.刘俊.血液系统疾病合并侵袭性真菌感染患者的护理.护士进修杂志,2012,27(06):534-536

12.温海霞,郭振光,段丽萍,黄新丽.谈输血并发症的预防与护理.中外医学研究,2011,9(02):60-61